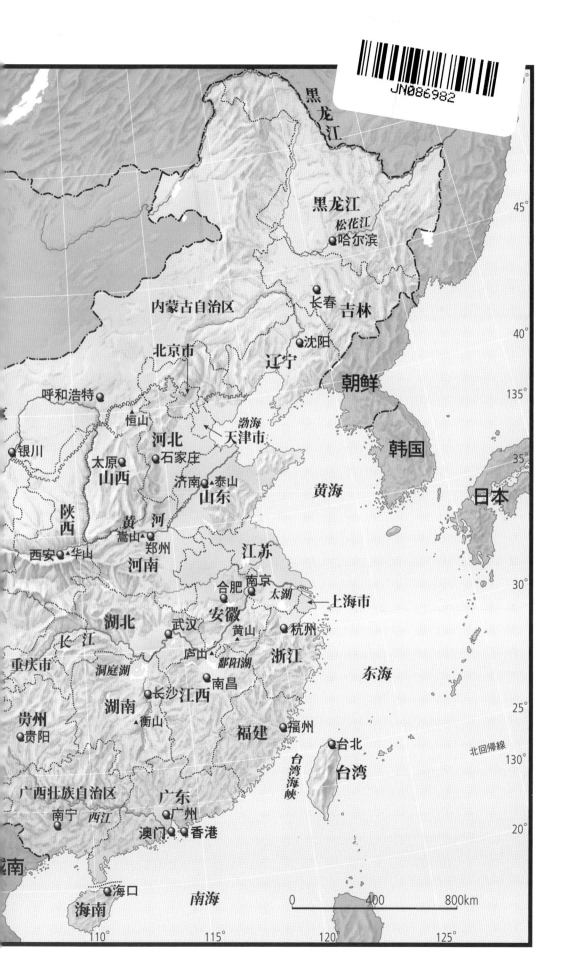

黑龙江

黑龙江

松花江
哈尔滨

45°

内蒙古自治区

长春　吉林

沈阳

北京市

辽宁

朝鲜

40°

呼和浩特

恒山

渤海　天津市

135°

河北

韩国

银川

太原

石家庄

35°

山西

济南　泰山

黄海

日本

山东

陕西

黄　河

嵩山

郑州

江苏

西安　华山

河南

30°

合肥　南京

太湖

上海市

湖北

安徽　黄山

长　江

武汉

庐山

鄱阳湖

杭州

浙江

东海

重庆市

洞庭湖

南昌

长沙　江西

25°

湖南

贵州

衡山

福建

福州

台北

贵阳

北回归線

130°

台湾
海峡

台湾

广西壮族自治区

广东

南宁　西江

广州

20°

澳门　香港

海口

南海

海南

0　　　400　　　800km

110°　　　115°　　　120°　　　125°

初級

メディカル
実践中国語

王 宇南 & 王 美蘭

朝日出版社

音声ダウンロード

 音声再生アプリ「リスニング・トレーナー」新登場（無料）

朝日出版社開発のアプリ、「リスニング・トレーナー（リストレ）」を使えば、教科書の音声をスマホ、タブレットに簡単にダウンロードできます。どうぞご活用ください。

まずは「リストレ」アプリをダウンロード

▶ App Store はこちら ▶ Google Play はこちら

アプリ【リスニング・トレーナー】の使い方

❶ アプリを開き、「コンテンツを追加」をタップ

❷ QRコードをカメラで読み込む

❸ QRコードが読み取れない場合は、画面上部に 45333 を入力し「Done」をタップします

パソコンからも以下のURLから音声をダウンロードできます

http://audiobook.jp/exchange/asahipress

▶ 音声ダウンロード用のコード番号【45333】

※ audiobook.jp への会員登録（無料）が必要です。すでにアカウントをお持ちの方はログインしてください。

Webストリーミング音声

http://text.asahipress.com/free/ch/medicalA

はじめに

　日本在住の外国人、および高度な医療サービスを求めて来日する外国人富裕層が増加している現在において、医療界でもグローバル人材が求められています。本書は、医療系の学生のために作成し、週1コマで30回完結の初級中国語教科書です。

　本書では医療現場で使われる常用会話を12場面に分けて初級の語彙と文法を学び、そして豊富な練習問題とリスニング練習を通して、基本的な中国語コミュニケーション能力を身につけることを目指しています。

　本書の構成は次のとおりです。

【発　　　　音】中国語の発音の基礎となっているピンインを集中的に学びます。練習問題を通して発音の基礎を固めます。

【会　　　　話】医療現場で応用できる自然な会話を心がけています。覚えやすいように課ごとに会話を3セットに分けています。

【文法　ポイント】会話を完全に理解できるように、初級の学生にとって不可欠な基礎文法や基本文型を体系的に習得していきます。

【基　礎　練　習】会話に出てきた語彙と文法項目を練習問題で繰り返すことで定着させ、また表現力を高めます。

【リスニング練習】リスニング練習を通して実践的なコミュニケーション能力を養い、入門段階から自然な中国語に慣れていきます。

【補　充　単　語】会話部分の内容に相応しい単語をまとめ、課ごとに「補充単語」として用意しています。会話のバリエーションが楽しめます。

【単　語　索　引】会話、文法ポイント、基礎練習と補充単語に出てきた単語の索引（中→日）を付けています。

　また、本書は問診票、診療申込書、概算医療費などの中国語版医療関係書類（厚生労働省のホームページ https://www.mhlw.go.jp/stf/seisakunitsuite/bunya/0000056789.html「外国人向け多言語説明資料」より）と中国語名称の人体図を付録として用意しています。学生のみなさんが医療現場で実際に勤務した際に本書が役立つように願っています。

　本書の執筆にあたって、朝日出版社編集長の中西陸夫様と編集者の新美朱理様には企画段階から内容に至るまでご尽力いただきました。厚く御礼申し上げます。

著者
2019年 秋

目次

目次

第1課 発音(1)

1 単母音 ·))001

a		口を大きく開けて「アー」
o		口を丸く突き出して「オー」
e		口を自然に開き、「エ」を発音する形で喉の奥から「オ」
i(yi)		唇を左右にひき「イー」
u(wu)		口を丸く突き出して「ウー」
ü(yu)		唇は「ウ」を発音する形で「イー」というつもりで
er		e の音から舌をそりあげる

※（　　）内は前に子音がつかない時の表記

練習1 次の単母音を読んでみましょう。

①a — o — a　　②e — u — e　　③u — ü — u

④ü — i — ü　　⑤er — e — er　　⑥e — ü — er

練習2 発音された単母音に〇をつけましょう。 ·))002

①　a　o　　②　e　o　　③　i　u　　④　ü　i

⑤　u　ü　　⑥　e　er　　⑦　i　e　　⑧　er　o

練習3 発音を聞いて単母音を書きましょう。 ·))003

①（　　　　）　②（　　　　）　③（　　　　）　④（　　　　）

⑤（　　　　）　⑥（　　　　）　⑦（　　　　）

2 声調 •))004

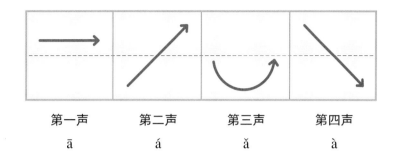

第一声	第二声	第三声	第四声
ā	á	ǎ	à

第一声	高く平らにのばす	mā
第二声	一気に引き上げる	má
第三声	ゆっくり、低く押さえる	mǎ
第四声	急激に下げる	mà
軽　声	軽く短く添える	ma　※軽声に符号をつけない

第一声＋軽声	第二声＋軽声	第三声＋軽声	第四声＋軽声

māma 妈妈	yéye 爷爷	nǎinai 奶奶	bàba 爸爸

練習1 次の言葉を読みましょう。 •))005

Māma mà mǎ.

妈妈 骂 马。（お母さんが馬をしかる。）

練習2 次のピンインを読みましょう。 •))006

① á ② ǒ ③ è ④ yī ⑤ wǔ ⑥ yú ⑦ ěr

練習3 発音を聞いて声調符号をつけましょう。 •))007

① a ② yi ③ e ④ wu ⑤ o ⑥ yu ⑦ er

練習4 発音を聞いてピンインを書きましょう。 •))008

① (　　　　) ② (　　　　) ③ (　　　　) ④ (　　　　)

⑤ (　　　　) ⑥ (　　　　) ⑦ (　　　　)

第 2 課 発音(2)

子音))) •)) 009

	無気音	有気音		
しんおん 唇音	b(o)	p(o)	m(o)	f(o)
ぜっせんおん 舌尖音	d(e)	t(e)	n(e)	l(e)
ぜっこんおん 舌根音	g(e)	k(e)	h(e)	
ぜつめんおん 舌面音	j(i)	q(i)	x(i)	
そりじたおん そり舌音	zh(i)	ch(i)	sh(i)	r(i)
ぜっしおん 舌歯音	z(i)	c(i)	s(i)	

練習1 次のピンインを読みましょう。 •)) 010

① bà —— dà　② pí —— qí　③ mā —— nā　④ fù —— hù

⑤ tǔ —— lǔ　⑥ gū —— jū　⑦ zhè —— zè　⑧ chí —— cí

⑨ shū —— sū　⑩ zhī —— jī　⑪ chǐ —— qǐ　⑫ shí —— xí

練習2 発音されたピンインに〇をつけましょう。 •)) 011

① mǐ　nǐ　② bù　dù　③ fā　huā

④ zhǎ　zǎ　⑤ rè　lè　⑥ chē　cē

⑦ chī　qī　⑧ shǎ　sǎ　⑨ shí　xí

練習3 次の言葉を読みましょう　•)) 012

① māma（妈妈）　② bàba（爸爸）　③ gēge（哥哥）　④ dìdi（弟弟）

⑤ bízi（鼻子）　⑥ jǐge（几个）　⑦ fùmǔ（父母）　⑧ āyí（阿姨）

練習4 発音された言葉に〇をつけましょう。　•)) 013

① zìshù（字数）　　② nǔlì（努力）　　③ dúshū（读书）

　cìshù（次数）　　　tǔdì（土地）　　　túshū（图书）

④ shìshí（事实）　　⑤ zhìlì（智力）　　⑥ hélǐ（合理）

　sìshí（四十）　　　zìlì（自立）　　　hélì（合力）

練習5 発音を聞いて子音を書きましょう。　•)) 014

① 马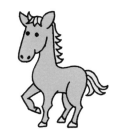

② 桔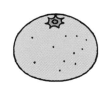

③ 吃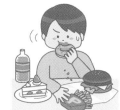

④ 树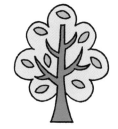

_____ ǎ　　　_____ ú　　　_____ ī　　　_____ ù

⑤ 喝茶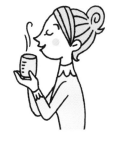

⑥ 汽车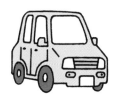

⑦ 马路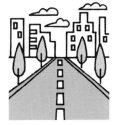

⑧ 裤子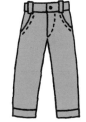

_____ ē _____ á　　_____ ì _____ ē　　_____ ǎ _____ ù　　_____ ù _____ i

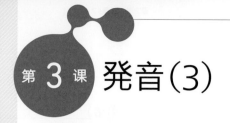

第 3 課 発音（3）

複母音))

ai	ei	ao	ou	
-ia （ya）	-ie （ye）	-ua （wa）	-uo （wo）	-üe （yue）
-iao （yao）	-iu （you）	-uai （wai）	-ui （wei）	

※ iou と uei の前に子音がつくと、o や e は省略され、iu、ui と表記する。
※（　　）内は前に子音がつかない時の表記。

声調符号の付け方

1）a があれば a の上に
2）a がなければ e か o の上に
3）i と u が並んだら、後ろにつける
※ i の上につける時に上の点を取る

練習1 次のピンインを読みましょう。　　　　•)) 016

① ài（爱）　　② éi（欸）　　③ ào（奥）　　④ ǒu（藕）

⑤ yá（牙）　　⑥ yé（爷）　　⑦ wá（娃）　　⑧ wǒ（我）

⑨ yuè（月）　　⑩ yāo（腰）　　⑪ yǒu（有）　　⑫ wāi（歪）

⑬ wéi（围）　　⑭ xiā（虾）　　⑮ xiè（谢）　　⑯ guā（瓜）

⑰ duō（多）　　⑱ xiào（笑）　　⑲ huài（坏）　　⑳ qiū（秋）

練習2 発音を聞いてピンイン表記の正しい方に○をつけましょう。 •))017

① xué　xüé　② huèi　huì　③ liú　líu　④ iǒu　yǒu

⑤ nióu　niú　⑥ duō　dōu　⑦ xià　shà　⑧ yè　iè

⑨ ruò　ròu　⑩ hǎo　hǒu　⑪ kuǎ　kǎ　⑫ gāi　guāi

3

練習3 次の単語を読みましょう •))018

① yéye（爷爷）　② nǎinai（奶奶）　③ jiějie（姐姐）　④ mèimei（妹妹）

⑤ xuéxiào（学校）　⑥ Měiguó（美国）　⑦ huíjiā（回家）　⑧ niúnǎi（牛奶）

⑨ bàozhǐ（报纸）　⑩ shǒujī（手机）　⑪ xīguā（西瓜）　⑫ kuàizi（筷子）

練習4 発音を聞いてピンイン表記の正しい方に○をつけましょう。 •))019

① 外国　wàigóu　wàiguó　uàigúo　② 睡觉　shuìjiào　shùijiào　shuèijiào

③ 秋天　qiōutiān　qīutān　qiūtiān　④ 三月　shānyuè　sānyuè　sānyüè

⑤ 日语　Rìyǔ　lìyǔ　rìǚ　⑥ 饺子　gǎozī　jiǎozi　jiǎozì

練習5 発音を聞いて声調符号をつけましょう。 •))020

① hao　② jie　③ dou　④ niu　⑤ kua

⑥ guojia　⑦ xiaoxue　⑧ waiguo　⑨ kaihui　⑩ yaoguai

練習6 発音を聞いて複母音と声調を書きましょう。 •))021

① h ____　② q ____　③ j ____　④ g ____　⑤ y ____

⑥ d __ x __　⑦ b __ g __　⑧ k __ f __　⑨ j __ sh __　⑩ x __ x __

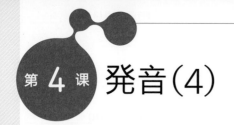

1 鼻母音 •)) 022

前鼻音 (-n)　　　　　　　　後鼻音 (-ng)

an	en	ang	eng	ong
-ian(yan)	-in(yin)	-iang(yang)	-ing(ying)	-iong(yong)
-uan(wan)	-un(wen)	-uang(wang)	-ueng(weng)	
-üan(yuan)	-ün(yun)			

※ uen は前に子音がつくと、e は省略され、un と表記する
※ （　）は前に子音がつかない時の表記

2 r 化音 •)) 023

　語尾が捲き舌になる r 化音は、ピンインでは「r」で表記し、漢字では「儿」で表記する。n、ng、i で終わる語がr化すると n、ng、i は発音されない。

花儿	歌儿	玩儿	一点儿	一会儿	有空儿	电影儿
huār	gēr	wánr	yìdiǎnr	yíhuìr	yǒukòngr	diànyǐngr

練習 1 次のピンインを読みましょう。 •)) 024

① pàn —— pàng　　② fēn —— fēng　　③ yīn —— yīng

④ yán —— yáng　　⑤ xiǎn —— xiǎng　　⑥ yōng —— xiōng

⑦ wán —— wáng　　⑧ chuán —— chuáng　　⑨ wēn —— wēng

⑩ shùn —— shèn　　⑪ yuǎn —— yǎn　　⑫ yún —— lún

練習2 次の言葉を読みましょう。　　　　　　　　　　　　•)) 025

① fǎnwèn（反问）── fǎngwèn（访问）　② dānxīn（担心）── dāngxīn（当心）

③ gōngnéng（功能）── gōngnóng（工农）　④ chūshēn（出身）── chūshēng（出生）

⑤ búxìn（不信）── búxìng（不幸）　⑥ jìnzhǐ（禁止）── jìngzhǐ（静止）

⑦ rénshēn（人参）── rénshēng（人生）　⑧ yànzi（燕子）── yàngzi（样子）

練習3 発音されたピンインに○をつけましょう。　　　　　•)) 026

① án　áng　　② ēn　ēng　　③ yín　yíng　　④ wēn　yūn

⑤ shān　shāng　⑥ bèn　bèng　⑦ lín　líng　⑧ chún　qún

⑨ lóng　xióng　⑩ nián　niáng　⑪ guǎn　guǎng　⑫ yuǎn　yǎn

練習4 発音を聞いて次の単語の母音と声調を書きましょう。　•)) 027

① Zh(　　) guó　　② Běi j(　　)　　③ Sh(　　) hǎi
　　中　　国　　　　　北　　京　　　　　上　　海

④ Rì b(　　)　　⑤ D(　　) j(　　)　　⑥ Dà b(　　)
　　日　　本　　　　　东　　京　　　　　大　　阪

⑦ X(　　) g(　　)　　⑧ Tái w(　　)　　⑨ Ch(　　) sh(　　)
　　香　　港　　　　　台　　湾　　　　　冲　　绳

練習5 発音を聞いて次の数字のピンインを書きましょう。　•)) 028

① 一　　　② 二　　　③ 三　　　④ 四　　　⑤ 五
（　　　）（　　　）（　　　）（　　　）（　　　）

⑥ 六　　　⑦ 七　　　⑧ 八　　　⑨ 九　　　⑩ 十
（　　　）（　　　）（　　　）（　　　）（　　　）

第5課 発音(5)

声調の変化))

1 第三声の声調変化　·)) 029

| 第三声　+　第三声　→　第二声　+　第三声 |

※ 第三声が連続する場合、実際の発音は最初の第三声が第二声に発音される。
　ただし、声調符号はもとのまま表記する。

你好	可以	雨伞	友好	打扰
nǐhǎo	kěyǐ	yǔsǎn	yǒuhǎo	dǎrǎo

| 第三声　+　第一・二・四・軽声　→　半三声　+　第一・二・四・軽声 |

堵	车	美	国	请	问	你	们
dǔ	chē	Měi	guó	qǐng	wèn	nǐ	men

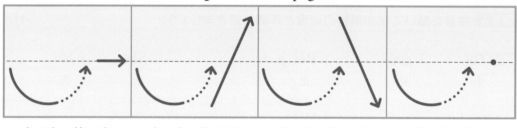

| 半三声 + 第 1 声 | 半三声 + 第 2 声 | 半三声 + 第 3 声 | 半三声 + 軽声 |

2 「不 bù」の声調変化　·)) 030

| bù　+　第四声　→　bú　+　第四声 |

※本来第四声ですが、後ろに第四声が続くと、第二声 bú に変化する。

不 是	不 去	不 要
bú shì	bú qù	bú yào

3 「一 yī」の声調変化

•)) 031

| yī | + | 第一・二・三声 | → | yì | + | 第一・二・三声 |

※本来第一声ですが、後ろに第一・二・三声が続くと、第四声 yì に変化する。

| 一 杯 | 一 年 | 一 百 |
| yì bēi | yì nián | yì bǎi |

| yī | + | 第四声 | → | yí | + | 第四声 |

※後ろに第四声が続くと、第二声 yí に変化する。

| 一 万 | 一 岁 | 一 束 | 一 下 |
| yí wàn | yí suì | yí shù | yí xià |

※序数を表す時、後ろに音節が続かない時は本来の声調通り第一声で発音する。

| 一 月 | 第 一 | 唯 一 |
| yī yuè | dì yī | wéi yī |

簡単な挨拶　•)) 032

您贵姓？	Nín guì xìng?	お名前は（苗字を尋ねる）？
你叫什么名字？	Nǐ jiào shénme míngzi?	お名前は（フルネームを尋ねる）？
谢谢。	Xièxie.	ありがとうございます。
不客气。/ 不用谢。	Bú kèqi. / Bú yòng xiè.	どういたしまして。
对不起。	Duìbuqǐ.	ごめんなさい。
没关系。	Méi guānxi.	大丈夫です。

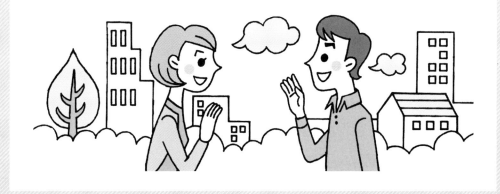

1 次の早口言葉を読みましょう。　·))033

四　是　四，　　十　是　十，
sì　shì　sì,　　shí　shì　shí,

十四　是　十四，　四十　是　四十。
shísì　shì　shísì,　sìshí　shì　sìshí.

2 次の詩を読みましょう。　·))034

春　晓
Chūn xiǎo

孟　浩然
Mèng Hàorán

春　眠　不　觉　晓，处　处　闻　啼　鸟。
Chūn　mián　bù　jué　xiǎo,　chù　chù　wén　tí　niǎo.

夜　来　风　雨　声，　花　落　知　多　少。
Yè　lái　fēng　yǔ　shēng,　huā　luò　zhī　duō　shǎo.

3 発音を聞いて、読まれた母音に○をつけましょう。　·))035

① a　o　　② u　ü　　③ e　er　　④ en　eng　　⑤ iu　ui

⑥ ie　ei　　⑦ ian　iang　⑧ un　ün　　⑨ in　ing　　⑩ ou　ao

4 発音を聞いて、読まれた音節に○をつけましょう。　·))036

① bo　de　　② chi　qi　　③ shi　xi　　④ mo　ne　　⑤ fe　he

⑥ ci　chi　　⑦ ge　ji　　⑧ zi　zhi　　⑨ te　le　　⑩ zhi　ri

5 発音を聞いて、声調符号をつけ、さらに読みましょう。　·))037

① bi　　② fu　　③ gua　　④ yue　　⑤ qiu

⑥ he shui　⑦ you ce　⑧ ying guo　⑨ mei hua　⑩ hou zi

6 発音を聞いて、子音を書き取り、さらに読みましょう。　•))038

① (　　)ǔ　　　　　② (　　)ā　　　　　③ (　　)ǒ　　　　　④ (　　) ái

⑤ (　　)uān　　　　⑥ (　　)iǎo(　　)uán　　⑦ (　　)iàn(　　)uà

⑧ (　　)ài(　　)áng　⑨ (　　)ū(　　)ài　　　⑩ (　　)è(　　)èi

7 発音を聞いて、母音と声調を書き取り、さらに読みましょう。　•))039

① c(　　)　　　　② j(　　)　　　　③ ch(　　)　　　　④ t(　　)

⑤ g(　　)　　　　⑥ g(　　)q(　　)　　⑦ sh(　　)h(　　)

⑧ c(　　)q(　　)　⑨ n(　　)r(　　)　　⑩ k(　　)z(　　)

8 発音を聞いて、ピンインを書き取り、さらに読みましょう。　•))040

① 梨　　　② 猪　　　③ 女　　　④ 热

(　　　　　) (　　　　　) (　　　　　) (　　　　　)

⑤ 运动　　⑥ 吃饭　　⑦ 睡觉　　⑧ 起床

(　　　　　) (　　　　　) (　　　　　) (　　　　　)

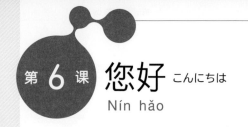

第6课 您好 こんにちは
Nín hǎo

护士:	您好！我 姓 田中。
hùshi:	Nínhǎo! Wǒ xìng Tiánzhōng.
	我 是 护士。
	Wǒ shì hùshi.

您好 nínhǎo		こんにちは
我 wǒ	代	私
姓 xìng	動	(名字を)〜という
田中 Tiánzhōng		日本人の名字
是 shì	動	〜である
护士 hùshi	名	看護師

李 华:	您好！我 叫 李 华。
Lǐ Huá:	Nínhǎo! Wǒ jiào Lǐ Huá.
	请 多 关照。
	Qǐng duō guānzhào.

叫 jiào	動	(名前かフルネームを)〜という
李 华 Lǐ Huá		中国人のフルネーム
请 多 关照 qǐng duō guānzhào		どうぞよろしく

护士:	您 是 中国人 吗？
hùshi:	Nín shì Zhōngguórén ma?
李 华:	是的，我 是 中国人。
Lǐ Huá:	Shìde, wǒ shì Zhōngguórén.

您 nín		代 あなた
中国人 Zhōngguórén		名 中国人
吗 ma		助 〜か
是的 shìde		そうです

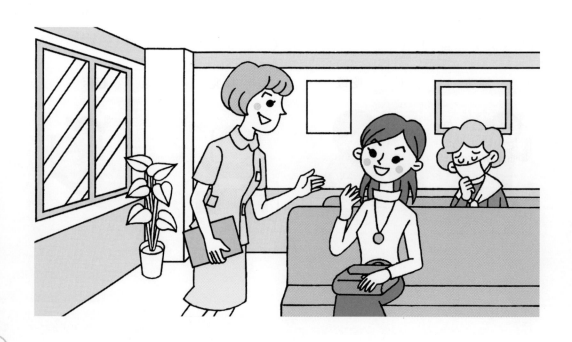

文法ポイント

1 人称代名詞 ·)) 043

	第一人称	第二人称	第三人称
単数	我 wǒ（私）	你 nǐ（あなた） 您 nín （"您"は"你"の敬称）	他 tā（彼） 她 tā（彼女） 它 tā（それ、あれ）
複数	我们 wǒmen（私たち）	你们 nǐmen （あなたたち）	他们 tāmen（彼ら） 她们 tāmen（彼女たち） 它们 tāmen（それら、あれら）

2 動詞述語文 ·)) 044

肯定文	主語 ＋ 動詞 （＋目的語）。
否定文	主語 ＋ 不／没 ＋ 動詞 （＋目的語）。
一般疑問文	主語 ＋ 動詞 （＋目的語）＋ 吗?
反復疑問文	主語 ＋ 動詞 ＋ 不／没 ＋ 動詞 （＋目的語）?

動詞 "是"「～である」

肯定文 **A 是 B**「A は B である」

我是中国人。　　　　　他是田中。　　　　　她是护士。
Wǒ shì Zhōngguórén.　Tā shì Tiánzhōng.　Tā shì hùshi.

否定文 **A 不是 B**「A は B ではない」

我不是中国人。　　　　　他不是田中。　　　　　她不是护士。
Wǒ bú shì Zhōngguórén.　Tā bú shì Tiánzhōng.　Tā bú shì hùshi.

一般疑問文 **A 是 B 吗?**「A は B ですか」

你是中国人吗?　　　　　他是田中吗?　　　　　她是护士吗?
Nǐ shì Zhōngguórén ma?　Tā shì Tiánzhōng ma?　Tā shì hùshi ma?

反復疑問文 **A 是不是 B ?**「A は B ですか」 ※文末に"吗"をつけない

你是不是中国人?　　　　他是不是田中?　　　　她是不是护士?
Nǐ shì bu shì Zhōngguórén?　Tā shì bu shì Tiánzhōng?　Tā shì bu shì hùshi?

1 絵を見ながら、単語を覚えましょう。 　　　　　　　　　　　•)) 045

①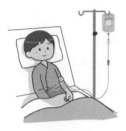

患者
huànzhě
（患者）

②

医生／大夫
yīshēng／dàifu
（医師）

③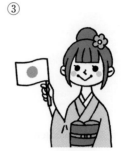

日本人
Rìběnrén
（日本人）

2 自分の名前を漢字とピンインで書きましょう。

我姓＿＿＿＿＿＿＿＿，叫＿＿＿＿＿＿＿＿＿＿＿＿＿＿＿＿＿。

Wǒ xìng ＿＿＿＿＿＿＿，jiào ＿＿＿＿＿＿＿＿＿＿＿＿＿＿＿＿.

3 （　　　）に適切な言葉を入れて会話文を完成させましょう。

A）您好！
　こんにちは。

B）（　　　　　　）！
　こんにちは。

A）您是医生吗？
　あなたは医師ですか。

B）我（　　　　　）医生，我（　　　　　　　　　　　）。
　私は医師ではなく、看護師です。

A）（　　　　　）李华，是（　　　　　　　　），（　　　　　　　　　）。
　私は李華と申します。中国人です。どうぞよろしく。

4 次の日本語を中国語に訳しましょう。

① あなたたちは日本人ですか。

_____

② 私たちは日本人ではありません。中国人です。

_____

③ 私は李華と申します。どうぞよろしく。

_____

④ 彼女は看護師ですか。

_____

⑤ 彼女は看護師ではありません。医師です。

_____

補充単語（医療従事者） •)) 046

· 助产士（助産師）
  zhùchǎnshì

· 保健指导师（保健師）
  bǎojiàn zhǐdǎoshī

· 理疗师（理学療法士）
  lǐliáoshī

· 康复训练师（作業療法士）
  kāngfù xùnliànshī

· 视觉康复训练师（視能訓練士）
  shìjué kāngfù xùnliànshī

· 语言听觉康复训练师（言語聴覚士）
  yǔyán tīngjué kāngfù xùnliànshī

· 放射诊疗技师（診療放射線技師）
  fàngshè zhěnliáo jìshī

· 临床医学检验技师（臨床検査技師）
  línchuáng yīxué jiǎnyàn jìshī

· 医疗救护员（救急救命士）
  yīliáo jiùhùyuán

· 药剂师（薬剤師）
  yàojìshī

1 音声を聞いて、読まれた順に番号を書きましょう。　•))047

① 日本 （　　）　　中国人 （　　）　　日本人 （　　）

② 大夫 （　　）　　患者 （　　）　　护士 （　　）

③ 日本医生 （　　）　　中国患者 （　　）　　田中护士 （　　）

④ 他不是日本人 （　　）　　我是医生 （　　）　　你是护士吗 （　　）

2 音声を聞いて、読まれた文を線でつなぎ、さらに訳しましょう。　•))048

	（A）	（B）	（C）
①	●你	●不是	●李华。
②	●我	●是	●中国人吗?
③	●她	●叫	●医生。

① 日本語訳 _____

② 日本語訳 _____

③ 日本語訳 _____

3 音声を聞いて（　　）を埋めましょう。　•))049

① 我 （　　　　） 李, （　　　　） 李华。

② 她 （　　　　） 日本人, （　　　　） 中国人。

③ （　　　　） 是中国人 （　　　　） ?

4 次の絵を見て、音声の質問文を書き取り、さらに答えましょう。　•)) 050

①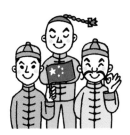

問＿＿＿＿＿＿＿＿＿＿＿＿＿＿＿＿＿＿＿

答＿＿＿＿＿＿＿＿＿＿＿＿＿＿＿＿＿＿＿

②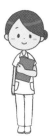

問＿＿＿＿＿＿＿＿＿＿＿＿＿＿＿＿＿＿＿

答＿＿＿＿＿＿＿＿＿＿＿＿＿＿＿＿＿＿＿

③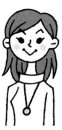

問＿＿＿＿＿＿＿＿＿＿＿＿＿＿＿＿＿＿＿

答＿＿＿＿＿＿＿＿＿＿＿＿＿＿＿＿＿＿＿

④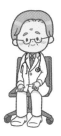

問＿＿＿＿＿＿＿＿＿＿＿＿＿＿＿＿＿＿＿

答＿＿＿＿＿＿＿＿＿＿＿＿＿＿＿＿＿＿＿

第 7 课　你有 保险证 吗?　保険証はありますか
Nǐ yǒu bǎoxiǎnzhèng ma?

•)) 052　　　　　　　　　　　　　　　　　　　　　　　　　•)) 051

患者:	您好, 这里 是 挂号处 吗?
	Nínhǎo, zhèlǐ shì guàhàochù ma?
事务员:	是的, 早上好。
shìwùyuán:	Shìde, zǎoshanghǎo.

这里 zhèlǐ　　代 ここ
挂号处 guàhàochù　名 (病院の) 受付
事务员 shìwùyuán　名 事務員
早上好 zǎoshanghǎo　おはようございます

事务员:	您 有 保险证 吗?
shìwùyuán:	Nín yǒu bǎoxiǎnzhèng ma?
患者:	有, 这 是 我 的 保险证。
	Yǒu, zhè shì wǒ de bǎoxiǎnzhèng.

有 yǒu　動 ある、いる、持っている
保险证 bǎoxiǎnzhèng　名 保険証
这 zhè　代 これ
的 de　助 の

事务员:	这 是 问诊单, 请 您 填写。
shìwùyuán:	Zhè shì wènzhěndān, qǐng nín tiánxiě.
患者:	好的。
	Hǎode.

问诊单 wènzhěndān　名 問診票
请 qǐng　動 どうぞ〜して下さい
填写 tiánxiě　動 記入する
好的 hǎode　いいですよ

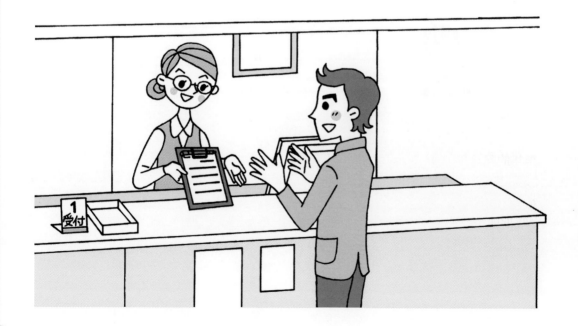

1 指示代名詞 ·)) 053

近称			遠称			疑問		
这	这个	这里 （这儿）	那	那个	那里 （那儿）	哪	哪个	哪里 （哪儿）
zhè	zhège	zhèlǐ (zhèr)	nà	nàge	nàlǐ (nàr)	nǎ	nǎge	nǎlǐ (nǎr)
これ	この	ここ	それ／その／ あれ　あの		そこ／あそこ	どれ　どの		どこ

2 動詞 "有"「～がある、～がいる、～を持っている」 ·)) 054

肯定文 有～ 「～を持っている、～がある／いる」

我有保险证。
Wǒ yǒu bǎoxiǎnzhèng.

挂号处有问诊单。
Guàhàochù yǒu wènzhěndān.

否定文 没有(méiyǒu)～ 「～を持っていない、～がない／いない」

※ "没" あるいは "没有" を用いて否定する

我没有保险证。
Wǒ méiyǒu bǎoxiǎnzhèng.

挂号处没有问诊单。
Guàhàochù méiyǒu wènzhěndān.

一般疑問文 有～吗? 「～を持っているか、～があるか／いるか」

你有保险证吗?
Nǐ yǒu bǎoxiǎnzhèng ma?

挂号处有问诊单吗?
Guàhàochù yǒu wènzhěndān ma?

反復疑問文 有没有～? 「～を持っているか、～があるか／いるか」

你有没有保险证?
Nǐ yǒu mei yǒu bǎoxiǎnzhèng?

挂号处有没有问诊单?
Guàhàochù yǒu mei yǒu wènzhěndān?

3 助詞 "的"「～の…」 ·)) 055

※人称代名詞＋親族呼称、人間関係、所属関係などの場合は、"的" を省略できる。

我的保险证
wǒ de bǎoxiǎnzhèng

李华的问诊单
LǐHuá de wènzhěndān

他们（的）医院
tāmen (de) yīyuàn

1 絵を見ながら、単語を覚えましょう。　　　　　　　　　　　　　　　·)) 056

① 　　　　　　　　② 　　　　　　　　③ 　　　　　　　　④

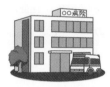 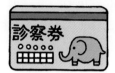 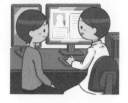 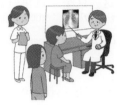

医院	就诊卡	初诊	复诊
yīyuàn	jiùzhěnkǎ	chūzhěn	fùzhěn
（病院）	（診察券）	（初診）	（再診）

2 （　　　）に適切な言葉を入れて会話文を完成させましょう。

A）您是（　　　　　　）吗？
あなたは初診ですか。

B）我不是（　　　　　　），是（　　　　　　）。
私は初診ではなく、再診です。

A）有（　　　　　　）吗？
診察券はありますか。

B）（　　　），（　　　）是我（　　　　　　　　）。
あります。これは私の診察券です。

A）您（　　　　　　）保险证？
保険証はありますか。

B）我（　　　　　　）保险证。
保険証はありません。

3 次のピンインを漢字に直し、さらに日本語に訳しましょう。

①Zhèlǐ shì yīyuàn ma?

_____　日本語訳_____

②Nín yǒu mei yǒu bǎoxiǎnzhèng?

_____　日本語訳_____

③Lǐ Huá yǒu jiùzhěnkǎ ma?

_____　日本語訳_____

④Zhè shì wènzhěndān, qǐng nín tiánxiě.

_____　日本語訳_____

4 次の日本語を中国語に訳しましょう。

①私は初診です。診察券を持っていません。

_____

②あなたは保険証を持っていますか。

_____

③これは問診票です。どうぞご記入下さい。

_____

④受付に患者さんはいますか。

_____

⑤ここは病院の受付です。

_____

1 音声を聞いて、読まれた順に番号を書きましょう。 　　　　　　　　　•)) 057

①保险证（　　）　　问诊单（　　）　　就诊卡（　　）

②医院（　　）　　挂号处（　　）　　初诊（　　）

③有没有（　　）　　有（　　）　　没有（　　）

④这个医院（　　）　　哪个医院（　　）　　那个医院（　　）

2 音声を聞いて、読まれた文を線でつなぎ、さらに訳しましょう。 　　　•)) 058

　　　　（A）　　　　（B）　　　　（C）

①●患者　　　●有　　　●问诊单。

②●李华　　　●填写　　　●保险证？

③●他　　　●不是　　　●就诊卡吗？

④●请　　　●有没有　　　●初诊。

①日本語訳 _____

②日本語訳 _____

③日本語訳 _____

④日本語訳 _____

3 音声を聞いて、（　　）を埋めましょう。 　　　　　　　　　　•)) 059

①挂号处（　　　　　　　）问诊单。

②李华不是（　　　　　　　），是（　　　　　　　）。

③我没有（　　　　　　　），有（　　　　　　　）。

④请（　　　　　　　　　　　）。

⑤（　　　　　　　）是患者（　　　　　　　）保险证。

4 音声を聞いて、その質問に合う答えに○をつけましょう。 •)) 060

① a . 是初诊

　 b . 不是，是复诊

　 c . 不是复诊

② a . 有就诊卡

　 b . 有保险证

　 c . 没有保险证

③ a . 有

　 b . 没有

　 c . 有没有

7

補充単語（家族の言い方） •)) 061

·爸爸（父） bàba	·妈妈（母） māma		
·爷爷（父方の祖父） yéye	·奶奶（父方の祖母） nǎinai	·姥爷（母方の祖父） lǎoye	·姥姥（母方の祖母） lǎolao
·哥哥（兄） gēge	·姐姐（姉） jiějie	·弟弟（弟） dìdi	·妹妹（妹） mèimei

第 **8** 课 内科在哪儿? 内科はどこですか
Nèikē zài nǎr?

•)) 063　　　　　　　　　　　　　　　　　　　　　　•)) 062

患者：	请 问，内科 在 哪儿？ Qǐng wèn, nèikē zài nǎr?
护士：	内科 在 二楼。 Nèikē zài èrlóu.

请问 qǐng wèn　お尋ねしますが
内科 nèikē　名 内科
在 zài　動 ～にある、～にいる
二楼 èrlóu　名 二階

患者：	卫生间 也 在 二楼 吗？ Wèishēngjiān yě zài èrlóu ma?
护士：	卫生间 也 在 二楼， Wèishēngjiān yě zài èrlóu, 在 内科 旁边。 zài nèikē pángbiān.

卫生间 wèishēngjiān　名 お手洗い
也 yě　副 ～も
旁边 pángbiān　名 そば、隣

患者：	谢谢！ Xièxie!
护士：	不客气。 Búkèqi.

谢谢 xièxie　ありがとうございます
不客气 búkèqi　どういたしまして

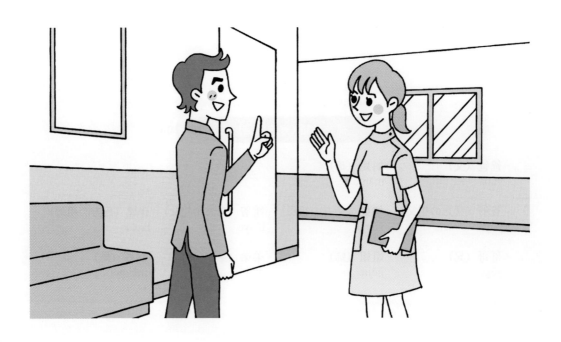

文 法 ポ イ ン ト

1 動詞"在"「～にある／～にいる」 •)) 064

肯定文 物／人 **+ 在 +** 場所 「～にある / ～にいる」

医院在那儿。　　　　　我在日本。
Yīyuàn zài nàr.　　　　Wǒ zài Rìběn.

否定文 物／人 **+ 不在 +** 場所 「～にない / ～にいない」

医院不在那儿。　　　　我不在日本。
Yīyuàn bú zài nàr.　　　Wǒ bú zài Rìběn.

一般疑問文 物／人 **+ 在 +** 場所 **+ 吗?** 「～にないか／～にいないか」

医院在那儿吗?　　　　你在日本吗?
Yīyuàn zài nàr ma?　　　Nǐ zài Rìběn ma?

反復疑問文 物／人 **+ 在不在 +** 場所 **?** 「～にないか／～にいないか」

医院在不在那儿?　　　你在不在日本?
Yīyuàn zài bu zài nàr?　　Nǐ zài bu zài Rìběn?

疑問詞疑問文

医院在哪儿?　　　　　你在哪里?
Yīyuàn zài nǎr?　　　　Nǐ zài nǎlǐ?

2 副詞"也"「～も」 **也 + 動詞／形容詞** •)) 065

我也姓李。　　　　她也是日本人。　　　　他也在医院吗?
Wǒ yě xìng Lǐ.　　　Tā yě shì Rìběnrén.　　　Tā yě zài yīyuàn ma?

3 方位詞 •)) 066

东边	南边	西边	北边	前边	后边	左边	右边
dōngbian	nánbian	xībian	běibian	qiánbian	hòubian	zuǒbian	yòubian

上边	下边	里边	外边	旁边	对面
shàngbian	xiàbian	lǐbian	wàibian	pángbiān	duìmiàn

医院（的）东边　　　挂号处（的）前边　　　卫生间（的）里边
Yīyuàn (de) dōngbian　　guàhàochù (de) qiánbian　　wèishēngjiān (de) lǐbian

1 絵を見ながら、単語を覚えましょう。 •)) 067

①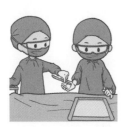

外科
wàikē
(外科)

②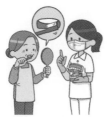

牙科
yákē
(歯科)

③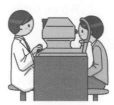

眼科
yǎnkē
(眼科)

④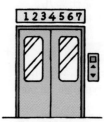

电梯
diàntī
(エレベーター)

2 次の語を日本語の意味になるように並べ替えましょう。

① 吗　在　厕所　二楼　也　？
お手洗いも二階にありますか。

_____

② 右边　在　眼科　电梯
眼科はエレベーターの右側にあります。

_____

③ 在　牙科　哪儿　？
歯科はどこですか。

_____

④ 在　二楼　外科　一楼　不在
外科は二階ではなく、一階にあります。

_____

⑤ 在　二楼　内科　不在　？
内科は二階にありますか。

_____

3 （　　　）に適切な言葉を入れて会話文を完成させましょう。

① A：医院里（　　　　　　　　　）洗手间？
   病院の中にお手洗いはありますか。

   B：（　　　　　）洗手间，（　　　　　）二楼。
   お手洗いはあります。二階にあります。

② A：请问（　　　　　　　）在哪儿？
   お尋ねしますが、歯科はどこですか。

   B：（　　　　　　　）在二楼。在（　　　　　　　　　　　　）。
   歯科は二階にあります。エレベーターの左側にあります。

   A：眼科（　　　　　）二楼吗？
   眼科も二階にありますか。

   B：这个医院（　　　　　　　）眼科。
   この病院には眼科はありません。

4 次の日本語を中国語に訳しましょう。

① 病院はどこにありますか。

_____

② 外科は受付の隣にありません。

_____

③ 歯科も二階にありますか。

_____

④ お手洗いはエレベーターの向かい側にあります。

_____

1 音声を聞いて、読まれた順に番号を書きましょう。　•)) 068

①外科（　）　　内科（　）　　牙科（　）　　眼科（　）

②医院（　）　　挂号处（　）　　卫生间（　）　　电梯（　）

③南边（　）　　下边（　）　　里边（　）　　旁边（　）

④在对面（　）　　在外边（　）　　在后边（　）　　在西边（　）

2 音声を聞いて、読まれた文を線でつなぎ、さらに訳しましょう。　•)) 069

	(A)	(B)	(C)	
①	●患者	●不在	●电梯对面。	①日本語訳＿＿＿＿＿＿＿
②	●护士	●在	●哪儿?	②日本語訳＿＿＿＿＿＿＿
③	●卫生间	●在	●挂号处?	③日本語訳＿＿＿＿＿＿＿
④	●内科	●在不在	●二楼。	④日本語訳＿＿＿＿＿＿＿

3 音声を聞いて、（　　）を埋め、会話しましょう。　•)) 070

A：田中医生（　　　　　　）医院?

B：田中医生（　　　　　　）医院。

A：田中医生（　　　　　　）?

B：田中医生（　　　　　　）。

A：（　　　　　　）在哪儿?

B：牙科在（　　　　　　　　）。

A：谢谢!

B：（　　　　）。

4 音声を聞いて、その質問に合う答えに○をつけましょう。　·))071

① a．在

　 b．不在

　 c．在不在

② a．在电梯旁边

　 b．在卫生间外边

　 c．在电梯对面

③ a．在一楼

　 b．在二楼

　 c．也在二楼

8

補充単語（いろいろな場所）　·))072

・机场（空港）　　・地铁站（地下鉄の駅）　　・公交车站（バス停）
　jīchǎng　　　　　dìtiězhàn　　　　　　　　gōngjiāochē zhàn

・超市（スーパーマーケット）　　　　　・便利店（コンビニエンスストア）
　chāoshì　　　　　　　　　　　　　　　biànlìdiàn

・银行（銀行）　　・邮局（郵便局）　　　・电影院（映画館）
　yínháng　　　　　yóujú　　　　　　　　diànyǐngyuàn

•)) 074　　　　　　　　　　　　　　　　　　•)) 073

护士：	您 哪里 不 舒服？
	Nín nǎlǐ bù shūfu?
患者：	我 的 嗓子 很 疼。
	Wǒ de sǎngzi hěn téng.

不 bù 　副 （否定を表す）〜ない
舒服 shūfu 　形 気分や体調がよい
嗓子 sǎngzi 　名 のど
很 hěn 　副 とても
疼 téng 　形 痛い

护士：	食欲 怎么样？
	Shíyù zěnmeyàng?
患者：	食欲 不 太 好。
	Shíyù bú tài hǎo.

食欲 shíyù 　名 食欲
怎么样 zěnmeyàng 　疑 どうですか
不太 bútài 　あまり〜ない
好 hǎo 　形 よい、素敵だ

护士：	您 发 烧 吗？
	Nín fā shāo ma?
患者：	有点儿 发 烧。
	Yǒudiǎnr fā shāo.
护士：	请 您 在 这里 等 一下。
	Qǐng nín zài zhèlǐ děng yíxià.

发烧 fā shāo 　熱が出る
有点儿 yǒudiǎnr 　副 少し、ちょっと
等一下 děng yíxià 　少し待つ

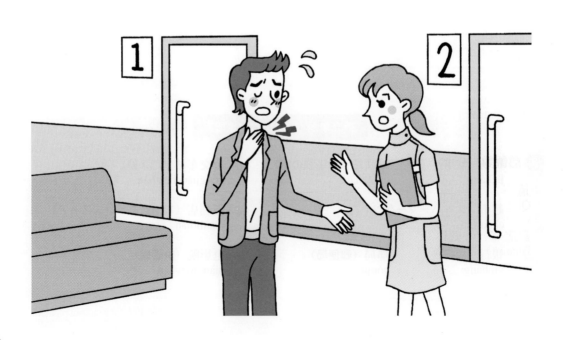

文 法 ポ イ ン ト

1 形容詞述語文 •)) 075

肯定文 主語 + 很 + 形容詞

他的嗓子很疼。　　　　　食欲很好。
Tā de sǎngzi hěn téng.　　Shíyù hěn hǎo.

否定文 主語 + 不／不太 + 形容詞

他的嗓子不疼。　　　　　食欲不太好。
Tā de sǎngzi bù téng.　　Shíyù bú tài hǎo.

一般疑問文 主語（+ 副詞）+ 形容詞 + 吗?

他的嗓子疼吗？　　　　　食欲好吗？
Tā de sǎngzi téng ma?　　Shíyù hǎo ma?

他的嗓子很疼吗？　　　　食欲很好吗？
Tā de sǎngzi hěn téng ma?　Shíyù hěn hǎo ma?

反復疑問文 主語 + 形容詞 + 不 + 形容詞?

※文末に"吗"をつけない。

他的嗓子疼不疼？　　　　食欲好不好？
Tā de sǎngzi téng bu téng?　Shíyù hǎo bu hǎo?

疑問詞疑問文

食欲怎么样？　　　哪里不舒服？　　　哪儿疼？
Shíyù zěnmeyàng?　Nǎlǐ bù shūfu?　　Nǎr téng?

2 副詞"有点儿"　有点儿 + 形容詞 「少し〜、ちょっと〜」 •)) 076

※消極的、マイナスな意味

嗓子有点儿疼。
Sǎngzi yǒudiǎnr téng.

我有点儿不舒服。
Wǒ yǒudiǎnr bù shūfu.

3 前置詞"在"　在 + 場所 + 動詞 「〜で〜する」 •)) 077

请您在这里等一下。
Qǐng nín zài zhèlǐ děng yíxià.

患者在挂号处填写问诊单。
Huànzhě zài guàhàochù tiánxiě wènzhěndān.

1 絵を見ながら、単語を覚えましょう。　　　　　　　　·)) 078

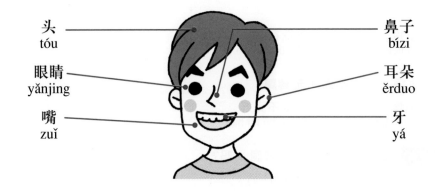

頭
tóu

眼睛
yǎnjing

嘴
zuǐ

鼻子
bízi

耳朵
ěrduo

牙
yá

2 下線部を1の単語に置き換え、会話しましょう。

① A）你的<u>头</u>疼吗？

　　 B）不疼。

② A）你哪里不舒服？

　　 B）<u>头</u>有点儿疼。

3 （　　　）に適切な言葉を入れて会話文を完成させましょう。

A）你（　　　　　　　）不（　　　　　　　　）？
　　あなたはどこか具合が悪いのですか。

B）我（　　　　　　　　　　）。
　　私は少し熱があります。

A）食欲（　　　　　　　）？
　　食欲はどうですか。

B）（　　　　　　　　　　）。
　　あまりありません。

A）（　　　　　　　　　　　　）吗？
　　頭が痛いですか。

B）（　　　　　　　　　　）。
　　とても痛いです。

A）请（　　　　　　　）内科前边（　　　　　　　　　）。
　　内科の前でちょっと待っていてください。

4 次のピンインを漢字に直し、さらに日本語に訳しましょう。

① Nǐ de ěrduo téng bu téng?

_____ 日本語訳 _____

② Huànzhě nǎli bù shūfu?

_____ 日本語訳 _____

③ Shíyù zěnmeyàng?

_____ 日本語訳 _____

④ Wǒ bú tài shūfu.

_____ 日本語訳 _____

⑤ Qǐng zài diàntī qiánbiān děng yíxià.

_____ 日本語訳 _____

9

5 次の日本語を中国語に訳しましょう。

① 歯が痛いです。

_____

② 彼はちょっと具合が悪いです。

_____

③ 患者さんの食欲はどうですか。

_____

④ 二階で少しお待ちください。

_____

1 音声を聞いて、読まれた順に番号を書きましょう。　　　　　　　•))079

①头（　　）　　嘴（　　）　　牙（　　）

②眼睛（　　）　　鼻子（　　）　　耳朵（　　）　　嗓子（　　）

③舒服（　　）　　食欲（　　）　　发烧（　　）　　很疼（　　）

④怎么样（　　）　　不太好（　　）　　有点儿（　　）　　等一下（　　）

2 音声を聞いて、読まれた文を線でつなぎ、さらに訳しましょう。　　•))080

　　　　　（A）　　　　（B）　　　　（C）
① ●我　　　●不太　　　●怎么样？　　①日本語訳＿＿＿＿＿＿＿＿＿＿＿

② ●患者的　　●食欲　　　●舒服　　　②日本語訳＿＿＿＿＿＿＿＿＿＿＿

③ ●你的　　●有点儿　　●疼不疼？　　③日本語訳＿＿＿＿＿＿＿＿＿＿＿

④ ●她　　　●鼻子　　　●发烧。　　　④日本語訳＿＿＿＿＿＿＿＿＿＿＿

3 音声を聞いて、正しい言葉を選び、さらに訳しましょう。　　　•))081

①我的（　鼻子　　眼睛　　嘴　）很疼。

　日本語訳＿＿＿＿＿＿＿＿＿＿＿＿＿＿＿＿＿＿＿＿＿＿＿＿＿＿

②你（　舒服　　头疼　　发烧　）吗？

　日本語訳＿＿＿＿＿＿＿＿＿＿＿＿＿＿＿＿＿＿＿＿＿＿＿＿＿＿

③他的（　头　　耳朵　　鼻子　）不舒服。

　日本語訳＿＿＿＿＿＿＿＿＿＿＿＿＿＿＿＿＿＿＿＿＿＿＿＿＿＿

④患者（　不太　　很　　有点儿　）发烧。

　日本語訳＿＿＿＿＿＿＿＿＿＿＿＿＿＿＿＿＿＿＿＿＿＿＿＿＿＿

4 音声を聞いて、質問文を書き取り、さらに中国語で答えましょう。　•)) 082

①問　_____

　答　_____

②問　_____

　答　_____

③問　_____

　答　_____

④問　_____

　答　_____

9

補充単語（よく使う形容詞） •)) 083

・困（眠い） kùn	・累（疲れる） lèi	・痒（かゆい） yǎng	・麻（しびれる） má
・饿（お腹が空く） è	・好吃（食べ物がおいしい） hǎochī	・好喝（飲み物がおいしい） hǎohē	
・漂亮（きれいだ） piàoliang	・可爱（かわいい） kě'ài	・大（大きい） dà	・小（小さい） xiǎo
・贵（値段が高い） guì	・便宜（安い） piányi	・难（難しい） nán	・简单（簡単） jiǎndān

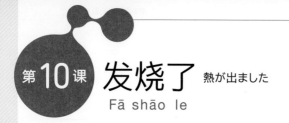

第10课 **发烧了** 熱が出ました

Fā shāo le

•)) 085   •)) 084

护士： **请 坐。**
Qǐng zuò.

请 量 一 量 体温。
Qǐng liáng yi liáng tǐwēn.

患者： **好的。**
Hǎode.

坐 zuò	動 座る
量 liáng	動 測る

（量一量 ちょっと測ってみる）

体温 tǐwēn 名 体温

护士： **39 度。**
Sānshíjiǔ dù.

您 发 烧 了。
Nín fā shāo le.

度 dù 量 ～度
了 le 助 ～した

护士： **您 今天 吃 早 饭 了 吗？**
Nín jīntiān chī zǎo fàn le ma?

患者： **我 没 吃 早 饭。**
Wǒ méi chī zǎo fàn.

今天 jīntiān	名 今日
吃 chī	動 食べる
早饭 zǎo fàn	名 朝ごはん
没 méi	～しなかった、していない

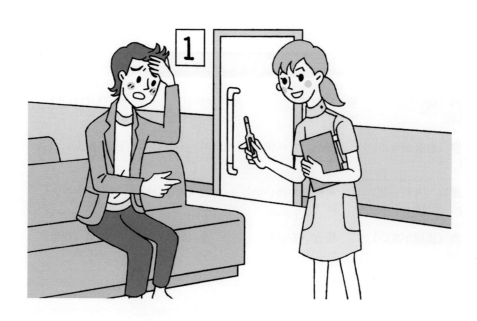

文法ポイント

1 動詞の重ね用法と"一下"「ちょっと〜する、〜してみる」 ·)) 086

请量（一）量体温
Qǐng liáng(yi)liáng tǐwēn

坐（一）坐
zuò(yi)zuò

等（一）等
děng(yi)děng

请量一下体温
Qǐng liáng yíxià tǐwēn

坐一下
zuò yíxià

等一下
děng yíxià

2 100までの数字の言い方 ·)) 087

零	一	二	三	四	五
líng	yī	èr	sān	sì	wǔ

六	七	八	九	十
liù	qī	bā	jiǔ	shí

十一　十二……二十　　　二十一……三十……九十九　　　一百
shíyī　shí'èr　èrshí　　　èrshíyī　sānshí　jiǔshíjiǔ　　　yìbǎi

3 "了"の用法Ⅰ　文末の"了"「〜なった、〜た」 ·)) 088

※文末につけて変化や新事態の発生、事柄の実現を表す

肯定文　ある状況 ＋ 了

他发烧了。
Tā fā shāo le.

患者吃早饭了。
Huànzhě chī zǎo fàn le.

否定文　没（有）＋ 動詞

他没发烧。
Tā méi fā shāo.

患者没吃早饭。
Huànzhě méi chī zǎo fàn.

一般疑問文　ある状況 ＋ 了 ＋ 吗?

他发烧了吗?
Tā fā shāo le ma?

患者吃早饭了吗?
Huànzhě chī zǎo fàn le ma?

反復疑問文　動詞 ＋ 没 ＋ 動詞?

他发没发烧?
Tā fā mei fā shāo?

患者吃没吃早饭?
Huànzhě chī mei chī zǎo fàn?

10

1 絵を見ながら、単語を覚えましょう。　　　　　　　　　　　　　·)) 089

①　　　　　　　　②　　　　　　　　③　　　　　　　④

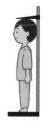　　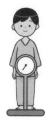　　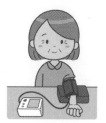　　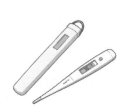

身高　　　　　　　体重　　　　　　　血圧　　　　　　体温计
shēngāo　　　　　tǐzhòng　　　　　xuèyā　　　　　tǐwēnjì
（身長）　　　　　（体重）　　　　　（血圧）　　　　　（体温計）

2 下線部を下記の単語に置き換え、会話をしましょう。

> 身高　　体重　　血圧

A：请量一下**体温**。

B：好的。

3 次の温度を中国語で読みましょう。　　　　　　　　　　　　　·)) 090

①１５度　　　②４４度　　　③０度　　　④１００度　　　⑤６０度

4 （　　）に適切な言葉を入れて会話文を完成させましょう。

A）（　　　　　　），这是（　　　　　　）。请（　　　　　　）体温。
どうぞおかけ下さい。これは体温計です。体温を測ってみてください。

B）好的。　　　　　　　　　　　　　わかりました。

A）38度，您（　　　　　　）。食欲（　　　　）？
38度。熱が出ましたね。食欲はどうですか。

B）（　　　　　　　　）。　　　　　あまりよくないです。

A）请（　　　　　　　　　　）。　　血圧を測ってみてください。

5 次のピンインを漢字に直し、さらに日本語に訳しましょう。

① Nǐ yǒu tǐwēnjì ma?

_____ 日本語訳 _____

② Qǐng liáng yíxià shēngāo.

_____ 日本語訳 _____

③ Huànzhě chī mei chī zǎo fàn?

_____ 日本語訳 _____

④ Wǒ fā shāo le.

_____ 日本語訳 _____

⑤ Sānshíqī dù, nín yǒu diǎnr fā shāo.

_____ 日本語訳 _____

6 次の日本語を中国語に訳しましょう。

① 血圧を測りましたか。

_____

② 熱が出ました。39 度です。

_____

③ あなたは朝ごはんを食べましたか?

_____

④ 私は朝ごはんを食べませんでした。

_____

⑤ 体重を測ってみてください。

_____

10

1 音声を聞いて、読まれた順に番号を書きましょう。　　•)) 091

①体温（　）　　血圧（　）　　体重（　）　　身高（　）

②发烧（　）　　吃早饭（　）　　请坐（　）

③没吃早饭（　）　　吃没吃早饭（　）　　吃早饭了（　）

④20（　）　　12（　）　　22（　）　　100（　）

2 音声を聞いて、読まれた文を線でつなぎ、さらに訳しましょう。　　•)) 092

	(A)	(B)	(C)
①	●请	●是	●了吗？
②	●患者	●吃没吃	●体重。
③	●你	●量一下	●早饭？
④	●这	●发烧	●医院的体温计。

①日本語訳＿＿＿＿＿＿＿＿＿＿

②日本語訳＿＿＿＿＿＿＿＿＿＿

③日本語訳＿＿＿＿＿＿＿＿＿＿

④日本語訳＿＿＿＿＿＿＿＿＿＿

3 音声を聞いて、（　　）を埋め、さらに日本語に訳しましょう。　　•)) 093

①请量一下（　　　　　　　）。

日本語訳＿＿＿＿＿＿＿＿＿＿＿＿＿＿＿＿＿＿＿

②患者的（　　　　　　　　　　）？

日本語訳＿＿＿＿＿＿＿＿＿＿＿＿＿＿＿＿＿＿＿

③请填写（　　　　　）问诊单。

日本語訳＿＿＿＿＿＿＿＿＿＿＿＿＿＿＿＿＿＿＿

④患者（　　　　　），（　　　　　）。

日本語訳＿＿＿＿＿＿＿＿＿＿＿＿＿＿＿＿＿＿＿

⑤他（　　　　　　　　　）？

日本語訳＿＿＿＿＿＿＿＿＿＿＿＿＿＿＿＿＿＿＿

4 音声を聞いて、その質問に合う答えに○をつけましょう。 •))094

① a . 发烧了

　 b . 没发烧

　 c . 发没发烧

② a . 好

　 b . 不好

　 c . 不太好

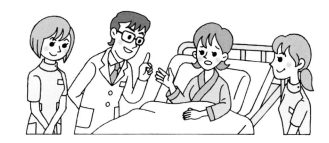

③ a . 量血压了

　 b . 没量血压

　 c . 量没量血压

10

| 補充単語（食べ物と飲み物） •))095 |

・饭（ご飯）　　・午饭（昼ご飯）　　・晩饭（晩ご飯）　　・米饭（ライス）
fàn　　　　　　wǔfàn　　　　　　wǎnfàn　　　　　　mǐfàn

・咖喱饭（カレーライス）　　・面条（麺）・　面包（パン）　　・喝（飲む）
gālífàn　　　　　　　　　　miàntiáo　　　miànbāo　　　　hē

・茶（お茶）　・咖啡（コーヒー）　　・红茶（紅茶）　　・绿茶（緑茶）
chá　　　　　kāfēi　　　　　　　　hóngchá　　　　　lùchá

・乌龙茶（烏龍茶）　・普洱茶（プーアル茶）　・牛奶（牛乳）　・果汁（ジュース）
wūlóngchá　　　　　pǔ'ěrchá　　　　　　　niúnǎi　　　　　guǒzhī

第11课 你是从什么时候开始不舒服的？

Nǐ shì cóng shénme shíhou kāishǐ bù shūfu de?

いつから体調が悪くなったのですか

•)) 097　　　　　　　　　　　　　　　　　　•)) 096

医生： 你 是 从 什么 时候 开始 不 Nǐ shì cóng shénme shíhou kāishǐ bù 舒服 的？ shūfu de? 患者： 我 是 从 前天 开始 嗓子 疼 Wǒ shì cóng qiántiān kāishǐ sǎngzi téng 的。 de.	从 cóng　　　　前 〜から（起点） 什么 时候 shénme shíhou　疑 いつ 开始 kāishǐ　　　動 始まる、始める 前天 qiántiān　　　名 おととい

患者： 头 也 疼， 还 咳嗽。 Tóu yě téng, hái késou. 医生： 请 张 嘴， 说 "啊〜"。 Qǐng zhāng zuǐ, shuō "ā~". 嗓子 有点儿 发炎 了。 Sǎngzi yǒudiǎnr fā yán le.	还 hái　　　　副 また、さらに 咳嗽 késou　　動 咳をする 张 zhāng　　　動 開く、開ける 说 shuō　　　　動 言う、話す 啊 ā　　　　　感 あ〜 发炎 fā yán　炎症を起こす

医生： 听 一下 胸部 的 声音。 Tīng yíxià xiōngbù de shēngyīn. 请 吸 气， 然后 呼 气。 Qǐng xī qì, ránhòu hū qì.	听 tīng　　　　動 聞く 胸部 xiōngbù　名 胸部 声音 shēngyīn　名 音、声 吸 xī　　　　動 吸う 吸 气 xī qì　　息を吸う 然后 ránhòu　接 その後、それから 呼 hū　　　　動 吐く 呼 气 hū qì　　息を吐く

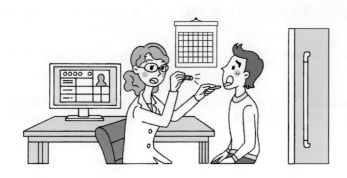

文 法 ポ イ ン ト

1 "是~的" ※過去の出来事に対し、その時間、場所などを強調する場合に使う。 ･)) 098

肯定文 ※肯定文と一般疑問文は"是"を省略できる。

患者（是）从前天开始发烧的。
Huànzhě (shì) cóng qiántiān kāishǐ fā shāo de.

他（是）从今天开始咳嗽的。
Tā (shì) cóng jīntiān kāishǐ késou de.

否定文

患者不是从前天开始发烧的。
Huànzhě búshì cóng qiántiān kāishǐ fā shāo de.

他不是从今天开始咳嗽的。
Tā búshì cóng jīntiān kāishǐ késou de.

疑問文

患者（是）从前天开始发烧的吗？
Huànzhě (shì) cóng qiántiān kāishǐ fāshāo de ma?

他（是）从今天开始咳嗽的吗？
Tā (shì) cóng jīntiān kāishǐ késou de ma?

患者是不是从前天开始发烧的？
Huànzhě shì bu shì cóng qiántiān kāishǐ fā shāo de?

他是不是从今天开始咳嗽的？
Tā shì bu shì cóng jīntiān kāishǐ késou de?

患者（是）从什么时候开始发烧的？
Huànzhě (shì) cóng shénme shíhou kāishǐ fā shāo de?

他（是）从什么时候开始咳嗽的？
Tā (shì) cóng shénme shíhou kāishǐ késou de?

2 前置詞"从"「～から」 ･)) 099

从前天开始
cóng qiántiān kāishǐ

从今天开始
cóng jīntiān kāishǐ

从什么时候开始？
Cóng shénme shíhou kāishǐ?

3 疑問詞"什么时候"「いつ」 ･)) 100

什么时候开始？
Shénme shíhou kāishǐ?

什么时候量血压？
Shénme shíhou liáng xuèyā?

1 絵を見ながら、単語を覚えましょう。 •)) 101

①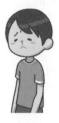

流鼻涕
liú bíti
（鼻水がでる）

②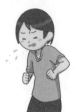

打喷嚏
dǎ pēnti
（くしゃみをする）

③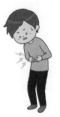

拉肚子
lā dùzi
（下痢）

④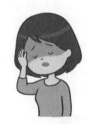

头晕
tóu yūn
（めまいがする）

2 次の単語を覚えましょう •)) 102

昨天（昨日）　　　明天（明日）　　　后天（明後日）
zuótiān　　　　　míngtiān　　　　hòutiān

3 下線部を1の単語に置き換え、会話しましょう。

A：你是从什么时候开始**流鼻涕**的？

B：我是从昨天开始**流鼻涕**的。

4 次の語を日本語の意味になるように並べ替えましょう。

①开始　是　拉肚子　的　什么时候　你　从　？
あなたはいつからお腹を下しているのですか。

_____

②一下　看　嗓子　你的
ちょっと喉を見てみます。

_____

③嘴　　张　　"啊～"　　请　　说
口を開けて「あ～」と言ってください。

_____

④头晕　　今天　　患者　　的　　是不是　　从　　开始　　？
患者さんは今日からめまいが始まったのですか。

_____

⑤呼气　　吸气　　然后　　请
息を吸って、それから吐いてください。

_____

5 次の日本語を中国語に訳しましょう。

①のどはいつから痛くなり始めたのですか。

_____

②一昨日から鼻水が出始めました。

_____

③くしゃみが出ます。それから鼻水も出ます。

_____

④ちょっと胸の音を聞きます。息を吸って、それから吐いてください。

_____

⑤昨日からお腹が痛くなりました。下痢はしていません。

_____

1 音声を聞いて、読まれた順に番号を書きましょう。 ◁)) 103

①今天 （　） 明天 （　） 昨天 （　） 前天 （　） 后天 （　）

②拉肚子 （　） 打喷嚏 （　） 流鼻涕 （　） 嗓子疼 （　）

③咳嗽 （　） 呼气 （　） 发炎 （　） 吸气 （　） 头晕 （　）

④开始 （　） 说 （　） 听 （　） 从 （　） 然后 （　）

2 音声を聞いて、（　　） を埋めましょう。 ◁)) 104

①患者是从 （　　　　　　） 开始 （　　　　　　） 的。

② （　　　　　　） 疼，（　　　　　　　　　　）。

③你是从 （　　　　　　） 开始 （　　　　　　　　） 的?

④ （　　　　　　） 一下 （　　　　　　）。请 （　　　　　　），（　　　　　　） 呼气。

3 音声を聞いて、質問文を書き取り、さらに中国語で答えましょう。 ◁)) 105

①問 _____

　答 _____

②問 _____

　答 _____

③問 _____

　答 _____

④問 _____

　答 _____

4 音声の会話を聞いて、その質問に中国語で答えましょう。 •)) 106

①

②

③

11

補充単語（いろいろな症状） •)) 107

- 恶心（吐き気がする）
  ěxīn
- 发冷（寒気がする）
  fā lěng
- 心烦（いらいらする）
  xīnfán

- 胸闷（胸が苦しい）
  xiōngmèn
- 关节疼（関節痛）
  guānjiéténg
- 腰疼（腰痛）
  yāoténg

- 胃疼（胃痛）
  wèiténg
- 便秘（便秘）
  biànmì
- 发麻（しびれる）
  fā má

- 化脓（化膿する）
  huà'nóng
- 耳鸣（耳鳴りがする）
  ěrmíng
- 烧心（胸焼けがする）
  shāoxīn

•)) 109   •)) 108

医生： 你 感冒 了。我 给 你 开
Nǐ gǎnmào le. Wǒ gěi nǐ kāi

药，五 天 的 感冒 药。
yào, wǔ tiān de gǎnmào yào.

患者： 谢谢。一 天 吃 几 次？
Xièxie. Yì tiān chī jǐ cì?

感冒 gǎnmào	名 動	風邪、風邪を引く
给 gěi	前 動	～のために、～に与える
开药 kāi yào		薬を処方する
天 tiān	量	（日数を数える）～日
感冒 药 gǎnmào yào	名	風邪薬
几 jǐ	疑	いくつ（10以下の数字を尋ねる）
次 cì	量	（動作の数を数える）～回、度

医生： 一 天 吃 三 次，一 次 吃 两
Yì tiān chī sān cì, yí cì chī liǎng

片。 请 饭 后 服用。
piàn. Qǐng fàn hòu fúyòng.

患者： 好的。
Hǎode.

两 liǎng	数	2つ
片 piàn	量	（平たく薄いものを数える）～錠、枚
饭后 fàn hòu		食後
服用 fúyòng	動	服用する

医生： 你 要 按时 吃 药，还 要 多
Nǐ yào ànshí chī yào, hái yào duō

休息。
xiūxi.

患者： 明白 了。
Míngbai le.

要 yào	助動	～したい、～しなければならない
按时 ànshí	副	時間通りに
药 yào	名	薬
多 duō	副	多めに、大いに
休息 xiūxi	動	休む、休憩
明白 了 míngbai le		分かった

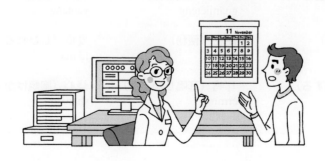

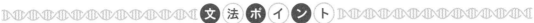

文法ポイント

1 前置詞 "给" 「～に」「～のために」　　　　　　　　　　　　　　•) 110

肯定文

她给我量血压。
Tā gěi wǒ liáng xuèyā.

医生给患者开药了。
Yīshēng gěi huànzhě kāi yào le.

否定文

她不给我量血压。
Tā bù gěi wǒ liáng xuèyā.

医生没给患者开药。
Yīshēng méi gěi huànzhě kāi yào.

疑問文

她给我量血压吗?
Tā gěi wǒ liáng xuèyā ma?

医生给患者开药了吗?
Yīshēng gěi huànzhě kāi yào le ma?

2 量詞の使い方　　　　　　　　　　　　　　　　　　　　　　　•) 111

一个患者	两个中国人	三个日本人	这个医生	那个护士
yí ge huànzhě	liǎng ge Zhōngguórén	sān ge Rìběnrén	zhè ge yīshēng	nà ge hùshi

这个药	一片药	两片药	一次	两次	这次
zhè ge yào	yí piàn yào	liǎng piàn yào	yí cì	liǎng cì	zhè cì

3 数の尋ね方 "几" jǐ と "多少" duō shǎo 「～いくつ?」　　　•) 112

※ " 几 " は 10 以下の数字を想定されるときに使う。" 多少 " は数の大小に関係なく使う。また、" 几 " は必ず量詞をともなう。" 多少 " の後ろは量詞を省くことができる。

一天吃几次药?
Yì tiān chī jǐ cì yào?

一次吃几片药?
Yí cì chī jǐ piàn yào?

内科在几楼?
Nèikē zài jǐ lóu?

患者的体温是多少（度）?
Huànzhě de tǐwēn shì duōshao (dù)?

4 助動詞 "要" 「～しなければならない、～する必要がある、～したい」　•) 113

你要按时吃药。
Nǐ yào ànshí chīyào.

你要多休息。
Nǐ yào duō xiūxi.

我要量血压。
Wǒ yào liáng xuèyā.

※不要「～してはいけない」

明天不要吃早饭。
Míngtiān bú yào chī zǎo fàn.

12

1 絵を見ながら、単語を覚えましょう。　　　　　　　　　　　　·)) 114

① 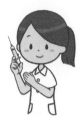　　② 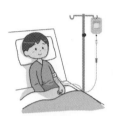　　③ 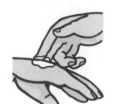　　④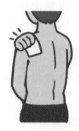

① 打 针
dǎ zhēn
（注射する）

② 输 液
shū yè
（点滴をする）

③ 涂 药膏
tú yàogāo
（塗り薬を塗る）

④ 贴 膏药
tiē gāoyào
（湿布を貼る）

2 下線部を1の単語に置き換え、会話しましょう。

例：A：护士给你<u>打针</u>了吗?

B：给我<u>打针</u>了。

3 （　　）に適切な言葉を入れて会話文を完成させましょう。

A）你（　　　　　）了。我给你（　　　　　　　　　）。
あなたは風邪を引きました。（あなたに）風邪薬を処方します。

B）（　　　　　）的药?　　　　　　　　何日分の薬ですか。

A）（　　　　　）的药。一天吃（　　　　）。　3日分の薬です。一日二回飲みます。

B）（　　　　　）吃（　　　　）?　　　　一回に何錠飲みますか。

A）（　　　　　）吃（　　　　）。　　　　一回に3錠飲みます。

4 次の語を日本語の意味になるように並べ替えましょう。

①没　我　她　开药　给
私は彼女に薬を処方しませんでした。

②你　　膏药　　贴　　我　　给
（わたしはあなたに）湿布を貼ってあげる。

③吗　　了　　今天　　你　　打针　　给　　护士　　？
今日看護師に注射をしてもらいましたか。

④药膏　　这个　　涂　　一天　　三次
この塗り薬は一日に三回塗ります。

⑤你　　药　　按时　　吃　　要
時間を守って薬を飲まなければなりません。

5 次の日本語を中国語に訳しましょう。

①トイレは何階にありますか。

②看護師さん、問診票をください。

③この塗り薬は 1 日に何回塗りますか。

④看護師が（私に）点滴をしました。

⑤この薬を飲まないでください。

1 音声を聞いて、読まれた順に番号を書きましょう。 •)) 115

①开药（　　）　　吃药（　　）　　感冒药（　　）

②输液（　　）　　涂药膏（　　）　　贴膏药（　　）　　打针（　　）

③一天（　　）　　两次（　　）　　三片（　　）　　四楼（　　）　　五度（　　）

④休息（　　）　　饭后（　　）　　服用（　　）　　感冒（　　）

2 音声を聞いて、（　　）を埋め、会話しましょう。 •)) 116

A：你（　　　　）了，我（　　　　）你（　　　　）。

B：（　　　　）的药？

A：（　　　　）的药，一天吃（　　　　），一次吃（　　　　），请（　　　　）。

B：（　　　　），谢谢医生。

A：你（　　　）按时吃药，还（　　　）多休息。

3 音声を聞いて、質問文を書き取り、さらに中国語で答えましょう。 •)) 117

①問 _____

　答 _____

②問 _____

　答 _____

③問 _____

　答 _____

④問 _____

　答 _____

4 音声の会話を聞いて、その質問に中国語で答えましょう。　•))118

①

―――――――――――――――――――――――――――――――――

②

―――――――――――――――――――――――――――――――――

③

―――――――――――――――――――――――――――――――――

12

補充単語（よく使う量詞）　•))119

・一杯茶（お茶）　・一瓶牛奶（牛乳）　・一个苹果（リンゴ）　・一串葡萄（葡萄）
　yì bēi chá　　　　 yì píng niúnǎi　　　 yí ge píngguǒ　　　　 yí chuàn pútao

・两条鱼（魚）・两只猫（猫）・两头牛（牛）・两只鸟（鳥）・两位客人（お客さん）
　liǎng tiáo yú　liǎng zhī māo　liǎng tóu niú　　liǎng zhī niǎo　　liǎng wèi kèrén

・三台电脑（パソコン）　・三辆车（車）　・三本书（本）　・三件衣服（服）
　sān tái diànnǎo　　　　 sān liàng chē　　 sān běn shū　　 sān jiàn yīfu

请你下星期来复诊 来週再診に来てください

Qǐng nǐ xià xīngqī lái fùzhěn

•)) 121 •)) 120

医生： 请 你 下 星期 来 复诊。
Qǐng nǐ xià xīngqī lái fùzhěn.

你 星期几 有 时间？
Nǐ xīngqī jǐ yǒu shíjiān?

患者： 11 月 4 号， 下 星期二
Shíyī yuè sì hào, xià xīngqī'èr

可以 吗？
kěyǐ ma?

下 星期 xià xīngqī	名	来週
来 lái	動	来る
星期～ xīngqī	名	～曜日
时间 shíjiān	名	時間
月 yuè	名	～月
号 hào	名	～日（日付）
下 星期二 xià xīngqī'èr	名	来週火曜日
可以 kěyǐ	助動	～してよい、～できる

（※詳細は第14課）

医生： 星期二 不行， 星期三 怎么样？
Xīngqī'er bùxíng, xīngqīsān zěnmeyàng?

患者： 星期三 没 问题。
Xīngqīsān méi wèntí.

不行 bùxíng		だめだ、できない
星期三 xīngqīsān	名	水曜日
没 问题 méi wèntí		問題ない

医生： 上午 10 点 半 可以 吗？
Shàngwǔ shí diǎn bàn kěyǐ ma?

患者： 可以。 下 星期三 上午 10 点
Kěyǐ. Xià xīngqīsān shàngwǔ shí diǎn

半 我 来 复诊。
bàn wǒ lái fùzhěn.

上午 shàngwǔ	名	午前
～点 diǎn	名	～時
半 bàn	数	半、半分
下 星期三 xià xīngqīsān	名	来週の水曜日

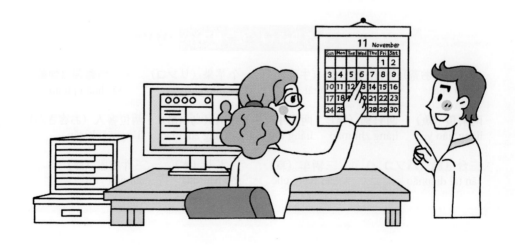

文法ポイント

1 年月日、曜日の言い方 •))122

※年は数字をそのままつぶ読みにする。

※"号"hào（口語）、"日"rì（書面語）

2020 年 10 月 25 号   èr líng'èr líng nián shí yuè èrshíwǔ hào

2021 年 12 月 31 日   èr líng èr yī nián shí'èr yuè sānshíyī rì

一月	二月……十二月	上个月	下个月	这个月
yīyuè	èryuè shí'èryuè	shàng ge yuè	xià ge yuè	zhège yuè

月曜日	火曜日	水曜日	木曜日	金曜日	土曜日	日曜日
星期一	星期二	星期三	星期四	星期五	星期六	星期日／星期天
xīngqī yī	xīngqī èr	xīngqī sān	xīngqī sì	xīngqī wǔ	xīngqī liù	xīngqī rì/xīngqī tiān
周一	周二	周三	周四	周五	周六	周日
zhōuyī	zhōu'èr	zhōusān	zhōusì	zhōuwǔ	zhōuliù	zhōurì

※日付や時刻などの場合は、"是"を省略できる。但し、否定の場合は省略できない。

上星期五   下周四   这（个）星期
shàng xīngqīwǔ   xià zhōusì   zhè (ge) xīngqī

今天（是）2020 年 10 月 15 号星期六。
Jīntiān (shì) èr líng èr líng nián shí yuè shíwǔ hào xīngqīliù.

明天（是）几月几号？
Míngtiān (shì) jǐ yuè jǐ hào?

昨天不是星期二。   今天（是）星期几？
Zuótiān bú shì xīngqī'èr.   Jīntiān (shì) xīngqī jǐ?

2 連動文 •))123

※動作が行われる時間順に、二つ以上の動詞（動詞句）を並べる。

请你下星期三来复诊。   他明天来医院打针。
Qǐng nǐ xià xīngqīsān lái fùzhěn.   Tā míngtiān lái yīyuàn dǎzhēn.

3 時刻の言い方 •))124

1：05	12：00	21：10
一点零五（分）	十二点	二十一点十分
yī diǎn líng wǔ(fēn)	shí'èr diǎn	èr shí yī diǎn shí fēn

※「15 分」を"一刻"(yí kè)、「45 分」は"三刻"(sān kè)とも言う。
※「…時…分前」は"差…分…点"と言う。   差 chà 動不足する

2：15	3：30	4：45	5：50
两点一刻	三点半	四点三刻	差十分六点
liǎng diǎn yí kè	sān diǎn bàn	sì diǎn sān kè	chà shí fēn liù diǎn

13

1 絵を見ながら、単語を覚えましょう。　　　　　　　　　　　•)) 125

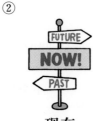

① 下午
xiàwǔ
（午後）

② 现在
xiànzài
（現在）

③ 去 药房
qù yàofáng
（薬局に行く）

④ 测 视力
cè shìlì
（視力を測定する）

2 絵に表示された時間を漢字とピンインで書きましょう。

① ② ③ ④

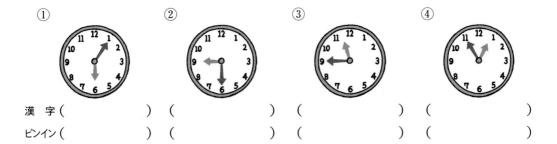

漢　字（　　　　　）（　　　　　　）（　　　　　　）（　　　　　　）

ピンイン（　　　　　）（　　　　　　）（　　　　　　）（　　　　　　）

3 次の日付を中国語で読みましょう。　　　　　　　　　　　•)) 126

①2020 年 2 月 14 号　　　　　　　②2008 年 5 月 2 号

③1996 年 10 月 25 日　　　　　　④1990 年 12 月 31 日

4 （　　　）に適切な言葉を入れて会話文を完成させましょう。

A) 今天是（　　　　　　）吗? 　　　　　今日は水曜日ですか。

B) 不是，今天是（　　　　　），明天是（　　　　　）。
　いいえ、今日は火曜日です。明日は水曜日です。

A) 明天我（　　　　　）眼科（　　　　　）。　明日私は眼科へ視力測定に行きます。

B)（　　　　　　　　　　）? 　　　　　何時に行きますか。

A)（　　　　　　　　　）。　　　　　　午前10：45。

5 次の質問を読んで、答えましょう。

① 今天是几月几号星期几？

_____

② 现在几点？

_____

③ 你下周几有时间？

_____

④ 12 月 3 号是星期几？

_____

6 次の会話を中国語に訳しましょう。

看護師：来週視力測定に来てください。何曜日に時間がありますか。

_____

患　者：木曜日はいかがですか。

_____

看護師：木曜日はだめです。金曜日の午前中はいかがですか。

_____

患　者：金曜日の午前中は問題ありません。

_____

看護師：9 時半はいかがですか。

_____

患　者：いいですよ。

_____

1 音声を聞いて、読まれた順に番号を書きましょう。　　　　　　　　　　　　·)) 127

①星期一（　）　　星期二（　）　　星期六（　）　　星期日（　）　　星期几（　）

②10月4号（　）　　10月14号（　）　　4月10号（　）　　4月14号（　）

③2：05（　）　　2：15（　）　　2：30（　）　　2：45（　）　　2：55（　）

④上午（　）　　现在（　）　　今天（　）　　明天（　）

2 音声を聞いて、（　　）を埋め、会話しましょう。　　　　　　　　　　　　·)) 128

①A：你（　　　　　　）有时间？

　B：我（　　　　　　）有时间。

　A：上午（　　　　　　）可以吗？

　B：（　　　　　　）。

②A：现在（　　　　　　）？

　B：现在是（　　　　　　）。

3 音声を聞いて、質問文を書き取り、さらに絵を見て答えましょう。　　　　　　·)) 129

①

8月
23

問 ＿＿＿＿＿＿＿＿＿＿＿＿＿＿＿＿＿＿＿＿？

答 ＿＿＿＿＿＿＿＿＿＿＿＿＿＿＿＿＿＿＿＿

②

月
曜
日

問 ＿＿＿＿＿＿＿＿＿＿＿＿＿＿＿＿＿＿＿＿？

答 ＿＿＿＿＿＿＿＿＿＿＿＿＿＿＿＿＿＿＿＿

③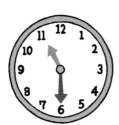

問_____?

答_____

④

問_____?

答_____

4 音声の会話を聞いて、その質問に中国語で答えましょう。 •)) 130

①

_____

②

_____

13

| 補充単語（時間を表す言葉） •)) 131 |

・凌晨（夜明け）　　・清晨（早朝）　　・早上（朝）　　・中午（昼）
　língchén　　　　　qīngchén　　　　zǎoshang　　　zhōngwǔ

・傍晚（夕方）　　・晚上（夜）　　・深夜（深夜）
　bàngwǎn　　　　wǎnshang　　　shēnyè

第14课 您服用过这 种 药吗?

Nín fúyòngguo zhè zhǒng yào ma?

この薬を服用したことがありますか

•)) 133 　　　　　　　　　　　　　　　　　　　　　•)) 132

药剂师： 这 是 您 的 药。
yàojìshī: Zhè shì nín de yào.

您 以前 服用过 这 种 药
Nín yǐqián fúyòngguo zhè zhǒng yào

吗 ?
ma?

患者： 没有。
Méiyǒu.

药剂师 yàojìshī	名	薬剤師
以前 yǐqián	名	以前、過去
过 guo	助	経験したことを表す
种 zhǒng	量	(種類を数える)〜種類

药剂师： 这 种 药 服用 后 会 发
Zhè zhǒng yào fúyòng hòu huì fā

困，请 不 要 开 车。
kùn, qǐng bú yào kāi chē.

患者： 好的。
Hǎode.

〜后 hòu	名	(時間的に)〜後
会 huì	助動	〜のはずだ、〜だろう
发困 fā kùn	動	眠くなる
开车 kāi chē		車を運転する

患者： 服用 这 种 药 的 时候
Fúyòng zhè zhǒng yào de shíhou

可以 喝 酒 吗?
kěyǐ hē jiǔ ma?

药剂师： 不 能 喝 酒。
Bù néng hē jiǔ.

时候 shíhou	名	とき
喝 hē	動	飲む
酒 jiǔ	名	お酒
能 néng	助動	〜できる、〜してよい

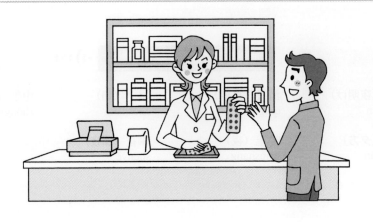

文 法 ポ イ ン ト

1 経験を表す"过"

•)) 134

肯定文 動詞 + 过 「〜したことがある」

他服用过这种药。
Tā fúyòngguo zhè zhǒng yào.

他喝过酒。
Tā hēguo jiǔ.

否定文 没(有) + 動詞 + 过 「〜したことがない」

他没（有）服用过这种药。
Tā méi (yǒu) fúyòngguo zhè zhǒng yào.

他没 （有） 喝过酒。
Tā méi(yǒu) hēguo jiǔ.

疑問文

他服用过这种药吗?
Tā fúyòngguo zhè zhǒng yào ma?

他喝没喝过酒?
Tā hē mei hēguo jiǔ?

你去过哪儿?
Nǐ qùguo nǎr?

2 助動詞"可以"、"能"、"会"

•)) 135

"可以"「〜してよい」 ※許可を表す

你可以开车。
Nǐ kěyǐ kāi chē.

患者不可以喝酒。
Huànzhě bù kěyǐ hē jiǔ.

我可以休息一下吗?
Wǒ kěyǐ xiūxi yíxià ma?

"能"「〜できる」、「〜してよい」 ※客観的な条件や能力を表す・許可を表す

我星期二能去医院。
Wǒ xīngqī'èr néng qù yīyuàn.

他喝酒了，不能开车。
Tā hē jiǔ le, bù néng kāi chē.

你明天能来医院吗?
Nǐ míngtiān néng lái yīyuàn ma?

服用这种药的时候能不能喝酒?
Fúyòng zhè zhǒng yào de shíhou néng bu néng hē jiǔ?

"会"① 「〜することができる」 ※（学習・訓練によって）できる

我会开车。
Wǒ huì kāi chē.

我不会开车。
Wǒ bú huì kāi chē.

你会开车吗?
Nǐ huì kāi chē ma?

你会不会开车?
Nǐ huì bu huì kāi chē?

② 「〜だろう、〜のはずだ」 ※可能性を表す

服用这种药后会发困。
Fúyòng zhè zhǒng yào hòu huì fākùn.

他今天不会来。
Tā jīntiān bú huì lái.

1 絵を見ながら、単語を覚えましょう。 ·)) 136

① ② ③ ④

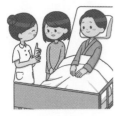 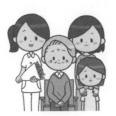 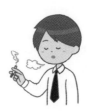 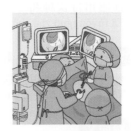

住 院	出 院	吸 烟	做 手术
zhù yuàn	chū yuàn	xī yān	zuò shǒushù
（入院する）	（退院する）	（煙草を吸う）	（手術をする）

2 （　　　） に適切な助動詞を入れて会話文を完成させましょう。

① 医生：你 （　　　　　　　） 手术吗？　　　　あなたは手術をしたことがありますか。

　患者：（　　　　　　　　）。　　　　　　したことがありません。

② 患者：下星期我 （　　　　　　　） 做手术吗？　来週私は手術を受けることができますか。

　医生：（　　　　　　　　）。　　　　　　できます。

③ 医生：后天你 （　　　　　　） 出院。　　　明後日、退院できます。

　　　出院后你 （　　　　　　） 按时吃药，（　　　　　　　） 吸烟。
　　　退院後、時間を守って薬を飲まないといけません。煙草を吸ってはいけません。

④ 患者：（　　　　　　　） 喝酒吗？　　　　お酒を飲んでもいいですか。

　医生：（　　　　　　） 喝酒。　　　　　飲んではいけません。

3 次の語を日本語の意味になるように並べ替えましょう。

① 过　我　过　吸　酒　烟　没　喝
私は煙草を吸ったことはありますが、お酒を飲んだことはありません。

②喝　要　感冒药　时候　的　不　酒　请　服用
風邪薬を服用する際、お酒を飲まないでください。

_____

③开车　服用　能　这种　发困　后　会　不　药
この薬を服用した後、眠くなることがあるので、車を運転してはいけません。

_____

④休息　田中　不　周三　做手术　能　医生
水曜日、田中医師が休みなので、手術ができません。

_____

⑤可以　明天　出院　患者
患者は明日退院してもよい。

_____

4 次の日本語を中国語に訳しましょう。

①あなたはお酒を飲んだことがありますか。

_____

②彼はお酒を飲んだので、車を運転できません。

_____

③病院では煙草を吸ってはいけません。

_____

④彼は明日来る可能性がありますか。

_____

⑤あなたは入院したことがありますか。

_____

14

1 音声を聞いて、読まれた順に番号を書きましょう。 •)) 137

①住院（　）　　出院（　）　　做手术（　）　　吸烟（　）

②喝酒（　）　　开车（　）　　发困（　）　　服用（　）

③会（　）　　能（　）　　可以（　）　　要（　）

④不能吸烟（　）　　不会开车（　）　　不要喝酒（　）　　不可以开车（　）

2 音声を聞いて、読まれた文を線でつなぎ、さらに訳しましょう。 •)) 138

(A)	(B)	(C)
①●患者	●会	●住院吗？
②●服用这种药	●没做过	●发困。
③●喝酒后	●可以	●开车。
④●我	●不能	●手术。

①日本語訳 _____

②日本語訳 _____

③日本語訳 _____

④日本語訳 _____

3 音声を聞いて、（　）を埋め、会話しましょう。 •)) 139

患者：我（　　　　　　　）住院？

护士：明天。

患者：（　　　　　　　）可以（　　　　　　　）？

护士：（　　　　　　　）上午。

4 音声を聞いて、質問文を書き取り、さらに中国語で答えましょう。 •)) 140

① 問＿＿＿＿＿＿＿＿＿＿＿＿＿＿＿＿＿＿＿＿＿＿＿＿

　 答＿＿＿＿＿＿＿＿＿＿＿＿＿＿＿＿＿＿＿＿＿＿＿＿

② 問＿＿＿＿＿＿＿＿＿＿＿＿＿＿＿＿＿＿＿＿＿＿＿＿

　 答＿＿＿＿＿＿＿＿＿＿＿＿＿＿＿＿＿＿＿＿＿＿＿＿

③ 問＿＿＿＿＿＿＿＿＿＿＿＿＿＿＿＿＿＿＿＿＿＿＿＿

　 答＿＿＿＿＿＿＿＿＿＿＿＿＿＿＿＿＿＿＿＿＿＿＿＿

④ 問＿＿＿＿＿＿＿＿＿＿＿＿＿＿＿＿＿＿＿＿＿＿＿＿

　 答＿＿＿＿＿＿＿＿＿＿＿＿＿＿＿＿＿＿＿＿＿＿＿＿

5 音声の会話を聞いて、その質問に中国語で答えましょう。 •)) 141

①

＿＿＿＿＿＿＿＿＿＿＿＿＿＿＿＿＿＿＿＿＿＿＿＿＿＿＿

②

＿＿＿＿＿＿＿＿＿＿＿＿＿＿＿＿＿＿＿＿＿＿＿＿＿＿＿

③

＿＿＿＿＿＿＿＿＿＿＿＿＿＿＿＿＿＿＿＿＿＿＿＿＿＿＿

14

補充単語（いろいろな薬） •)) 142		
・退烧药（解熱剤） tuìshāo yào	・降压药（降圧剤） jiàngyā yào	・消炎药（消炎薬） xiāoyán yào
・止咳药（鎮咳剤） zhǐké yào	・止痛药（鎮痛剤） zhǐtòng yào	・止血药（止血薬） zhǐxuè yào
・止吐药（吐き気止め薬） zhǐtù yào	・眼药水（目薬） yǎnyàoshuǐ	・抗生素（抗生剤） kàngshēngsù
・抗癌药（抗がん剤） kàng'ái yào		

第15课 接种流感疫苗 インフルエンザワクチンを接種する
Jiēzhòng liúgǎn yìmiáo

•)) 144　　　　　　　　　　　　　　　　　　　　　•)) 143

患者： 您好。我 和 孩子 想 接种 Nínhǎo. Wǒ hé háizi xiǎng jiēzhòng 流感 疫苗。 liúgǎn yìmiáo. 护士： 好的。先 量 一下 体温 吧。 Hǎode. Xiān liáng yíxia tǐwēn ba.	和 hé　　　　接 ～と 孩子 háizi　　名 こども 想 xiǎng　　助動 ～したい 接种 jiēzhòng　動 接種する 流感 liúgǎn　名 インフルエンザ 疫苗 yìmiáo　名 ワクチン 先 xiān　　　副 まず、先に 吧 ba　　　　助 ～しましょう、 　　　　　　　　　～でしょう

患者： 流感 疫苗 打 一次 还是 打 Liúgǎn yìmiáo dǎ yícì háishi dǎ 两次？ liǎngcì? 护士： 13 岁 以下 的 孩子 要 打 Shísān suì yǐxià de háizi yào dǎ 两次，13 岁 以上 的 人 打 liǎngcì, shísān suì yǐshàng de rén dǎ 一次。 　yícì.	打 dǎ　　　動 注射する、打つ 还是 háishi　接 それとも 岁 suì　　　量 （年齢を数える） 　　　　　　　　～歳 以下 yǐxià　名 以下 以上 yǐshàng　名 以上

护士： 您 的 孩子 几 岁？ Nín de háizi jǐ suì? 患者： 10 岁。 Shí suì.	

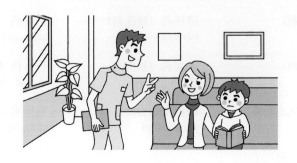

◆◆◆◆◆◆◆◆◆◆◆◆◆◆◆◆ 文 法 ポ イ ン ト ◆◆◆◆◆◆◆◆◆◆◆◆◆◆◆◆

1 助動詞 "想"「～したい」　　•)) 145

【肯定文】

她想接种流感疫苗。
Tā xiǎng jiēzhòng liúgǎn yìmiáo.

他想喝酒。
Tā xiǎng hē jiǔ.

我想去医院。
Wǒ xiǎng qù yīyuàn.

【否定文】

她不想接种流感疫苗。
Tā bù xiǎng jiēzhòng liúgǎn yìmiáo.

他不想喝酒。
Tā bù xiǎng hē jiǔ.

我不想去医院。
Wǒ bù xiǎng qù yīyuàn.

【疑問文】

她想接种流感疫苗吗?
Tā xiǎng jiēzhòng liúgǎn yìmiáo ma?

他想不想喝酒?
Tā xiǎng bu xiǎng hē jiǔ?

你想去哪儿?
Nǐ xiǎng qù nǎr?

2 語気助詞 "吧"「～しましょう、～でしょう」　　•)) 146

※提案、推測、軽い命令の時に使う。文末に置き、語気をやわらげる。

先量一下体温吧。
Xiān liáng yíxià tǐwēn ba.

我们开车去医院吧。
Wǒmen kāi chē qù yīyuàn ba.

你是日本人吧。
Nǐ shì Rìběnrén ba.

你吃药吧。
Nǐ chī yào ba.

3 選択疑問文 "A 还是 B"「A それとも B」　　•)) 147

流感疫苗打一次还是(打)两次?
Liúgǎn yìmiáo dǎ yícì háishi (dǎ) liǎngcì?

你是中国人还是日本人?
Nǐ shì Zhōngguórén háishi Rìběnrén?

卫生间在一楼还是(在)二楼?
Wèishēngjiān zài yīlóu háishi (zài) èrlóu?

4 年齢の尋ね方　※相手の年齢層によって尋ね方が異なる　　•)) 148

子供に対して	你几岁?	Nǐ jǐsuì?	
若者や同年代の人に対して	你多大?	Nǐ duōdà?	*(多大 疑 年齢や大きさを尋ねる)
年配の方に対して	您多大年纪?	Nín duōdà niánjì?	*(年纪 名 年齢)
	您多大岁数?	Nín duōdà suìshu?	*(岁数 名 年齢)

15

1 絵を見ながら、単語を覚えましょう。　　　·)) 149

① 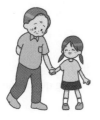　② 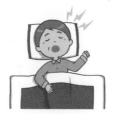　③ 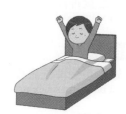　④

去 散步
qù sànbù
（散歩に行く）

洗澡
xǐzǎo
（風呂に入る、シャワーを浴びる）

睡觉
shuìjiào
（寝る）

起床
qǐchuáng
（起床）

2 下線部を1の単語に置き換え、会話しましょう。

例：① A）你想**去散步**吗?　　② A）你想不想**去散步**?

　　 B）我想**去散步**。　　　　 B）不想。

3 適切な質問文を入れて会話文を完成させましょう。

① A： _____ ?　　B：我今年 21 岁。

② A： _____ ?　　B：我今年 73 岁。

③ A： _____ ?　　B：我的孩子今年 6 岁。

4 （　　） に適切な言葉を入れて会話文を完成させましょう。

① A）你先（　　　　　　）。　　あなたは先に寝ましょう。

　 B）好的。　　　　　　　いいですよ。

② A）你想洗澡（　　　　　　）想睡觉?
　　あなたはお風呂に入りたいですか。それとも寝たいですか。

　 B）我想（　　　　　）洗澡，（　　　　　　）睡觉。
　　先にお風呂に入って、それから寝たいです。

5 次の語を日本語の意味になるように並べ替えましょう。

① 想　　　我　　　6点　　　吃早饭　　　起床
　私は 6 時に起きて朝ごはんを食べたいです。

_____

② 多大　　　你　　　19岁　　　今年　　　我　　　了　　　？
　あなたは何歳ですか。私は今年 19 歳になりました。

_____

③ 还是　　　吃　　　15岁　　　一片药　　　两片药　　　以下　　　孩子　　　的　　　？
　15 歳以下の子供は薬を1錠飲みますか、それとも2錠飲みますか。

_____

④ 接种　　　想　　　你　　　流感　　　不想　　　疫苗　　　？
　あなたはインフルエンザワクチンを接種したいですか。

_____

6 次の日本語を中国語に訳しましょう。

① 先にお風呂に入ります。それから寝ます。

_____

② 先に散歩に行きましょう。

_____

③ この薬は一日2回飲みますか、それとも3回飲みますか。

_____

④ 患者は入院したくありません。

_____

⑤ 私は車を運転して病院へ行きたいです。

_____

15

1 音声を聞いて、読まれた順に番号を書きましょう。 •)) 150

①先 (　) 　　以上 (　) 　　以下 (　) 　　然后 (　)

②洗澡 (　) 　　散步 (　) 　　睡觉 (　) 　　起床 (　)

③起床吧 (　) 　　想洗澡 (　) 　　去散步 (　) 　　想睡觉 (　)

④几岁 (　) 　　多大 (　) 　　多大岁数 (　) 　　多大年纪 (　)

2 音声を聞いて、(　　) を埋め、会話しましょう。 •)) 151

①A：您 (　　　　　　　) ?

　B：我 (　　　　　　)。

②A：请先 (　　　　　　)，然后 (　　　　　　　)。

　B：好的。

③A：我 (　　　　　) 去卫生间，你 (　　　　　　) 去?

　B：我 (　　　　　) 去。

④A：你想先去内科 (　　　　　　) 先去牙科?

　B：我想 (　　　　　) 去 (　　　　　　)。

3 音声を聞いて、質問文を書き取り、さらに絵を見て答えましょう。 •)) 152

①

問＿＿＿＿＿＿＿＿＿＿＿＿＿＿＿＿＿＿＿ ?

答＿＿＿＿＿＿＿＿＿＿＿＿＿＿＿＿＿＿＿

②
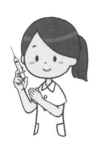

問＿＿＿＿＿＿＿＿＿＿＿＿＿＿＿？

答＿＿＿＿＿＿＿＿＿＿＿＿＿＿＿

③
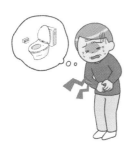

問＿＿＿＿＿＿＿＿＿＿＿＿＿＿＿？

答＿＿＿＿＿＿＿＿＿＿＿＿＿＿＿

4 音声を聞いて、その質問に合う答えに○をつけましょう。　·))153

① a．8 岁

b．18 岁

c．38 岁

② a．下周一

b．下周二

c．周一

③ a．想

b．不想

c．想不想

| 補充単語（いろいろな予防接種）　·))154 |

·甲肝（A型肝炎） jiǎgān	·乙肝（B型肝炎） yǐgān	·卡介苗（BCG） kǎjièmiáo	·水痘（水痘） shuǐdòu
·脊髓灰质炎（ポリオ） jǐsuǐ huīzhì yán	·百日咳（百日咳） bǎirìké	·白喉（ジフテリア） báihóu	·破伤风（破傷風） pòshāngfēng
·乙脑（日本脑炎） yǐnǎo	·麻疹（麻疹） mázhěn	·风疹（風疹） fēngzhěn	·流行性腮腺炎（おたふく風邪） liúxíngxìng sāixiànyán

15

下周 出院 来週退院します
Xià zhōu chūyuàn

•)) 156　　　　　　　　　　　　　　　　　　　　　•)) 155

患者：医生，我 什么 时候 可以 出院？
Yīshēng, wǒ shénme shíhou　kěyǐ　chūyuàn?

医生：你 下 周 就 可以 出院 了。
Nǐ　xià zhōu jiù　kěyǐ　chūyuàn le.

患者：太 好 了。
Tài hǎo　le.

就 jiù　副 早くも、すぐに	
太 好 了 tài hǎo le　よかった	

患者：这 个 药 我 已经 吃 了 三 周
Zhè ge yào wǒ yǐjīng chī le sān zhōu

了，出院 后 也 得 一直 吃
le, Chūyuàn hòu yě děi yìzhí chī

吗？
ma?

医生：是的，这 个 药 出院 后 也
Shìde, zhè ge yào chūyuàn hòu yě

得 一直 吃，你 还 要 定期 来
děi yìzhí chī, nǐ hái yào dìngqī lái

医院 复查。
yīyuàn fùchá.

已经 yǐjīng　副 すでに
三 周 sān zhōu　名 三週間
得 děi　助動 ～しなければならない、
　　　　　　～する必要がある
一直 yìzhí　副 ずっと
定期 dìngqī　副 定期的
复查 fùchá　動 再検査

患者：好的。住院 期间 给 您 添 麻烦
Hǎode. Zhùyuàn qījiān gěi nín tiān máfan

了，非常 感谢 您！
le, fēicháng gǎnxiè nín!

医生：不客气。祝 您 早 日 康复。
Búkèqi. Zhù nín zǎo rì kāngfù.

期间 qījiān　名 期間、間
添 麻烦 tiān máfan
　　　　面倒をかける、
　　　　迷惑をかける
非常 fēicháng　副 非常に
感谢 gǎnxiè　動 感謝する
祝 zhù　動 祈る, 願う
早 日 康复 zǎo rì kāngfù
　　　　はやく回復する

文法ポイント

1 副詞"就"「（時間的に）もう、早くも」 •)) 157

下周就可以出院了。
Xià zhōu jiù kěyǐ chūyuàn le.

她早上五点就吃早饭了。
Tā zǎoshang wǔ diǎn jiù chī zǎo fàn le.

2 "了"の用法Ⅱ •)) 158

① **動詞＋了＋修飾語＋目的語** ※動作、行為の完了を表す

他吃了一片药。
Tā chī le yí piàn yào.

他量了两次体温。
Tā liáng le liǎng cì tǐwēn.

我做了一次手术。
Wǒ zuò le yí cì shǒushù.

② **動詞＋了＋目的語＋了** ※目的語の前に修飾語がない場合、文が終止したという感じがしないため、文末に語気助詞の"了"をつける

她吃了药了（＝她吃药了）。
Tā chī le yào le.

他量了体温了（＝他量体温了）。
Tā liáng le tǐwēn le.

我做了手术了（＝我做手术了）。
Wǒ zuò le shǒushù le.

③ **動詞＋了＋時間量＋了** ※これまでの継続時間を表す

这个药我吃了三周了。
Zhè ge yào wǒ chī le sān zhōu le.

他的手术做了三个小时了。
Tā de shǒushù zuò le sān ge xiǎoshí le.

你抽烟抽了几年了？
Nǐ chōu yān chōu le jǐ nián le?

3 時間量の表し方 •)) 159

一年 yì nián	两年 liǎng nián	三年 sān nián	一个月 yí ge yuè	两个月 liǎng ge yuè	三个月 sān ge yuè
一周 yì zhōu	两周 liǎng zhōu	三周 sān zhōu	一个星期 yí ge xīngqī	两个星期 liǎng ge xīngqī	三个星期 sān ge xīngqī
一天 yì tiān	两天 liǎng tiān	三天 sān tiān	一（个）小时 yí (ge) xiǎoshí	两（个）小时 liǎng (ge) xiǎoshí	
三（个）小时 sān (ge) xiǎoshí		一分钟 yì fēnzhōng	两分钟 liǎng fēnzhōng	三分钟 sān fēnzhōng	

4 助動詞"得"「〜しなければならない、〜する必要がある」 •)) 160

你得一直吃这个药。
Nǐ děi yìzhí chī zhè ge yào.

他得做手术。
Tā děi zuò shǒushù.

※否定するときは、「不用」búyòng を用いる。「〜しなくてもよい」、「〜する必要ない」

他的嗓子不疼，不用吃药。
Tā de sǎngzi bù téng, bú yòng chī yào.

今天不用去医院。
Jīntiān bú yòng qù yīyuàn.

1 絵を見ながら、単語を覚えましょう。　　　　　　　　　　　　　•)) 161

① 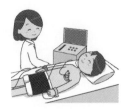　　② 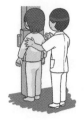　　③ 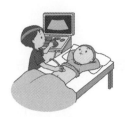　　④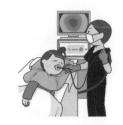

拍 心电图
pāi xīndiàntú
（心電図を撮る）

做 胸部 透视
zuò xiōngbù tòushì
（胸部レントゲンを撮る）

做 B 超
zuò B chāo
（超音波検査をする）

做 内视镜 检查
zuò nèishìjìng jiǎnchá
（内視鏡検査をする）

2 下線部を1の単語に置き換え、読みましょう。

例：我已经**拍了心电图**了。

3 （　　　）に適切な言葉を入れて会話文を完成させましょう。

A）我（　　　　　），还（　　　　　　）。　私は熱が出ています。咳もでます。

B）体温（　　　　）度?　　　　　　　　　体温は何度ですか。

A）40 度。我（　　　　　　　）。　　　　40 度です。私は二回体温を測りました。

B）你（　　　　　　　　　　）。　　　　あなたは胸部レントゲンを撮る必要があります。

A）我（　　　　　　　　　）。　　　　　胸部レントゲンを撮りました。

B）你（　　　　）住院。　　　　　　　　あなたは入院する必要があります。

4 次の語を日本語の意味になるように並べ替えましょう。

①就　　明天　　你　　出院　　能
あなたは（早くも）明日退院できます。

②药　　你　　吃　　要　　定期　　按时　　后　　还　　出院　　得　　复查　　来
退院後、（あなたは）時間を守って薬を飲み、また定期的に再検査に来る必要があります。

_____

③了　　已经　　手术　　了　　做　　两个小时
手術は開始から二時間も経っています。

_____

④医院　　不用　　去　　今天
今日は病院へ行かなくてもよい。

_____

⑤一次　　了　　做　　手术　　患者
患者は一回手術をしました。

_____

5 次の日本語を中国語に訳しましょう。

①あなたは内視鏡検査をする必要があります。

_____

②（あなたは）薬を飲む必要がありません。

_____

③この薬をもう一カ月も飲んでいます。

_____

④患者はすでに心電図を撮りました。

_____

⑤私は三回血圧を測りました。

_____

リスニング練習

1 音声を聞いて、読まれた順に番号を書きましょう。 162

①已经（　　）　就（　　）　得（　　）　不用（　　）

②一个月（　　）　下个月（　　）　两个星期（　　）　下个星期（　　）

③做胸部透视（　　）　做内视镜检查（　　）　拍心电图（　　）　做B超（　　）

④按时吃药（　　）　定期复查（　　）　非常感谢（　　）　早日康复（　　）

2 音声を聞いて、読まれた順に番号と中国語を書きましょう。 163

①
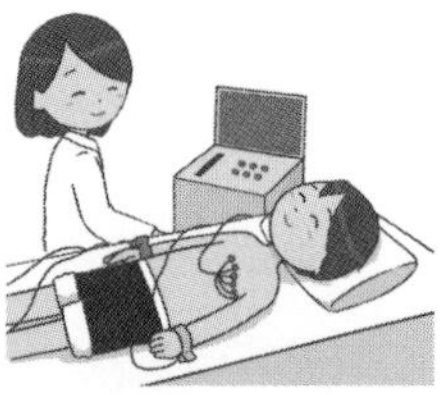

②
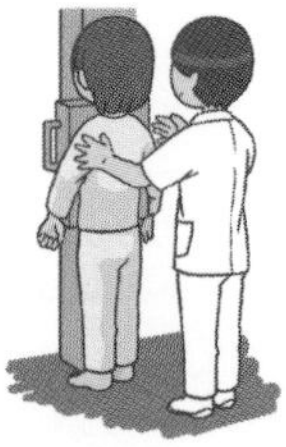

③
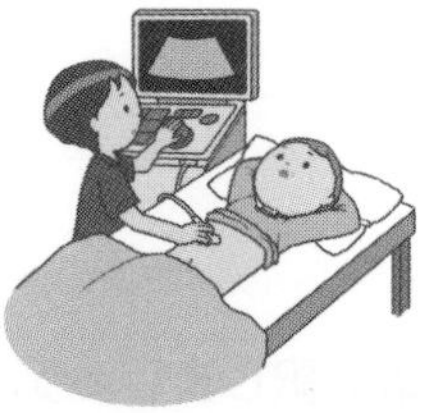

④
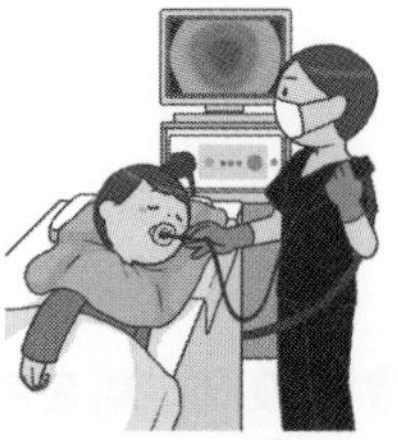

番　号（　　　　　　）（　　　　　　）（　　　　　　）（　　　　　　）
中国語（　　　　　　）（　　　　　　）（　　　　　　）（　　　　　　）

3 音声を聞いて、（　　）を埋め、会話しましょう。 164

A：医生，我住院（　　　）住（　　　）一周（　　　），我（　　　　）可以出院？

B：你下周（　　　）可以出院了。

A：（　　　　）。

B：出院后你（　　）按时吃药，（　　　）喝酒，（　　　）定期来医院（　　）。

A：好的，住院期间给您（　　　）了，（　　　）您！

B：不客气。祝您（　　　　　　　）！

4 音声を聞いて、読まれた文を線でつなぎ、さらに訳しましょう。　•)) 165

　　　　　(A)　　　(B)　　　(C)
① ●患者　　●得　　　●内视镜检查　　①日本語訳＿＿＿＿＿＿＿＿＿＿＿＿＿＿

② ●我　　　●不用　　●胸部透视了　　②日本語訳＿＿＿＿＿＿＿＿＿＿＿＿＿＿

③ ●他　　　●做　　　●拍心电图　　　③日本語訳＿＿＿＿＿＿＿＿＿＿＿＿＿＿

④ ●你　　　●没做过　●做 B 超　　　④日本語訳＿＿＿＿＿＿＿＿＿＿＿＿＿＿

5 音声の会話を聞いて、その質問に中国語で答えましょう　•)) 166

①

②

③

補充単語（主な診療科） •)) 167

・消化内科（消化器内科）　・心血管内科（循環器内科）　・皮肤科（皮膚科）
　xiāohuà nèikē　　　　　　xīnxuèguǎn nèikē　　　　　　pífūkē

・妇产科（産婦人科）　　　・儿科（小児科）　　　　　　・耳鼻喉科（耳鼻咽喉科）
　fùchǎnkē　　　　　　　　érkē　　　　　　　　　　　　ěrbíhóukē

・泌尿科（泌尿器科）　　　・急诊（救急外来）
　mìniàokē　　　　　　　　jízhěn

第17课 我付现金 私は現金で払います
Wǒ fù xiànjīn

·)) 169　　　　　　　　　　　　·)) 168

事务员： 65　号　患者　请　到　收费
Liùshíwǔ hào huànzhě qǐng dào shōufèi

窗口　付款。
chuāngkǒu fù kuǎn.

患者： 一共　多少　钱？
Yígòng duōshao qián?

到 dào	動 前 着く、～まで
收费 窗口 shōufèi chuāngkǒu	名 会計窓口
付 款 fùkuǎn	動 会計する、支払う
一共 yígòng	副 全部で
多少 钱 duōshao qián	疑 いくら

事务员： 3680　日元，这　是　您
Sānqiān liùbǎi bāshí Rìyuán, zhè shì nín

的 账单。您 刷 信用卡 还是
de zhàngdān. Nín shuā xìnyòngkǎ háishi

付 现金？
fù xiànjīn?

患者： 我 付 现金。给 您 5000 日元。
Wǒ fù xiànjīn. Gěi nín wǔqiān Rìyuán.

日元 Rìyuán	名 日本円、～円
账单 zhàngdān	名 請求書
刷 信用卡 shuā xìnyòngkǎ	クレジットカードで支払う
付 fù	動 支払う
现金 xiànjīn	名 現金
给 gěi	動 (人に物を) 与える、あげる

事务员： 找　您　1320　日元。
Zhǎo nín yìqiān sānbǎi'èrshí Rìyuán.

这 是 您 的 收据。
Zhè shì nín de shōujù.

患者： 谢谢！
Xièxie!

找 zhǎo	動 (釣銭を) 出す
收据 shōujù	名 領収書

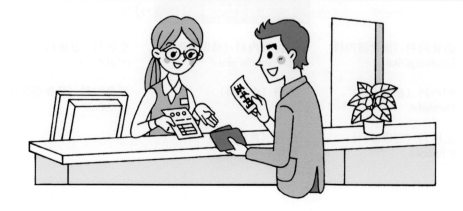

❉ **文 法 ポイント** ❉

❶ 100以上の数字の言い方 •)) 170

102	120	200	1,000	2,002
一百零二	一百二（十）	二百（两百）	一千	两千零二
yìbǎi líng'èr	yìbǎi'èr(shí)	èrbǎi(liǎngbǎi)	yìqiān	liǎngqiān líng'èr

10,000	20,020	100,000,000	2,000,000,000
一万	两万零二十	一亿	二十亿
yíwàn	liǎngwàn líng'èrshí	yíyì	èrshíyì

❷ 前置詞"到"「～まで（に、へ）」 ※動作や時間の終点を示す •)) 171

请到收费窗口付款。
Qǐng dào shōufèi chuāngkǒu fù kuǎn.

从9点到11点做手术。
Cóng jiǔ diǎn dào shíyī diǎn zuò shǒushù.

❸ お金の言い方 •)) 172

100日元	250日元	1320日元	2000日元
yìbǎi Rìyuán	èrbǎi wǔshí Rìyuán	yìqiān sānbǎi'èrshí Rìyuán	liǎngqiān Rìyuán

人民元の数え方

書き言葉	元 yuán	角 jiǎo	分 fēn
話し言葉	块 kuài	毛 máo	分 fēn

※ 1元= 10角　　　　　1角= 10分

12.86元　→　十二元八角六分
shí'èr yuán bā jiǎo liù fēn

十二块八毛六　　※話し言葉の場合、最後の単位は省略可
shí'èr kuài bā máo liù

2.70元　→　两元七角
liǎng yuán qī jiǎo

两块七
liǎng kuài qī

❹ 二重目的語文「AにBを…する」 •)) 173

動詞 + 目的語A + 目的語B

给您5000日元。
Gěi nín wǔqiān Rìyuán.

找您1320日元。
Zhǎo nín yìqiān sānbǎi'èrshí Rìyuán.

17

1 絵を見ながら、単語を覚えましょう。　　•)) 174

① ② ③ ④

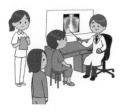 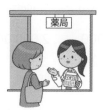 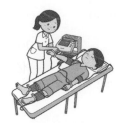 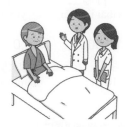

诊 费
zhěn fèi
（診察料）

药 费
yào fèi
（薬代）

检 查 费
jiǎnchá fèi
（検査料）

住院 费
zhùyuàn fèi
（入院料）

2 次の数字と金額を中国語で読んでみましょう。　　•)) 175

① 108　　② 180　　③ 200　　④ 1005　　⑤ 10030

⑥ 2.50 元　　⑦ 12.48 元　　⑧ 20.20 元　　⑨ 389 元　　⑩ 2480 元

3 （　　）に適切な言葉を入れて会話文を完成させましょう。

A）今天的（　　　　　　）？
今日の診察費はいくらですか。

B）（　　　　　　）是 15360（　　　　　　），这是您的（　　　　　　）。
全部で 15360 円です。これは請求書です。

A）能（　　　　　）吗?
クレジットカードで払ってもよいですか。

B）不能（　　　　　）。请（　　　　　）。
クレジットカードでのお支払いはできません。現金でお願いします。

A）好的。
分かりました。

B）这是您的（　　　　　）。谢谢。
領収書です。ありがとうございました。

4 次の日本語を中国語に訳しましょう。

① 今回の入院料はいくらですか。

_____

② 今日の診察料は全部で7320円です。

_____

③ 2680円のお釣りを返します。

_____

④ 会計窓口で薬代を払ってください。

_____

⑤ クレジットカードで払いますか。それとも現金で払いますか。

_____

補充単語（お金に関する中国語の表現） ·)) 176

·货币（通貨） huòbì	·外汇（外国為替） wàihuì	·汇率（為替レート） huìlǜ	·换钱（両替） huànqián
·美元（米ドル） Měiyuán	·欧元（ユーロ） Ōuyuán	·人民币（人民元） Rénmínbì	
·纸币（紙幣） zhǐbì	·硬币（硬貨） yìngbì	·零钱（小銭） língqián	·巨款（大金） jùkuǎn
·赚钱（お金を稼ぐ） zhuànqián	·存钱（お金を貯める） cúnqián	·花钱（お金を使う） huāqián	

17

1 音声を聞いて、読まれた順に番号を書きましょう。 •)) 177

①住院费（　　）　　药费（　　）　　检查费（　　）　　诊费（　　）

②账单（　　）　　收据（　　）　　刷信用卡（　　）　　付款（　　）

③分（　　）　　块（　　）　　元（　　）　　毛（　　）

④42.28 元（　　）　　2.70 元（　　）　　12.20 元（　　）　　22.00 元（　　）

2 音声を聞いて、金額を書き入れましょう。 •)) 178

① （　　　　　　　）　　② （　　　　　　　）

③ （　　　　　　　）　　④ （　　　　　　　）

⑤ （　　　　　　　）

3 音声を聞いて、（　　）埋め、会話しましょう。 •)) 179

①A：今天的（　　　　　）一共（　　　　　）？

　B：（　　　　　），这是（　　　　　）。

　　　您（　　　　　）还是（　　　　　）？

　A：（　　　　　），给你（　　　）日元。

　B：找您（　　　）日元。这是您的（　　　）。

　A：谢谢，（　　　　　）！

②A：请（　　　）内科（　　　　　）。

　B：好的。

4 音声を聞いて、その質問に合う答えに○をつけましょう。 •)) 180

① a . 刷信用卡

   b . 付现金

   c . 付款

② a . 是

   b . 不是

③ a . 700 日元

   b . 4300 日元

   c . 5000 日元

5 音声の会話を聞いて、その質問に中国語で答えましょう。 •)) 181

①

_____

②

_____

③

_____

〈人体図〉

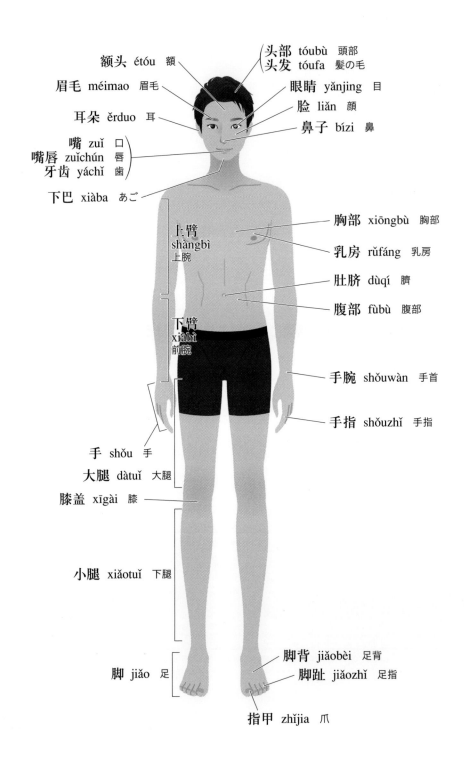

额头 étóu 額

眉毛 méimao 眉毛

耳朵 ěrduo 耳

嘴 zuǐ 口
嘴唇 zuǐchún 唇
牙齿 yáchǐ 歯

下巴 xiàba あご

头部 tóubù 頭部
头发 tóufa 髪の毛

眼睛 yǎnjing 目

脸 liǎn 顔

鼻子 bízi 鼻

上臂 shàngbì 上腕

下臂 xiàbì 前腕

胸部 xiōngbù 胸部

乳房 rǔfáng 乳房

肚脐 dùqí 臍

腹部 fùbù 腹部

手腕 shǒuwàn 手首

手指 shǒuzhǐ 手指

手 shǒu 手

大腿 dàtuǐ 大腿

膝盖 xīgài 膝

小腿 xiǎotuǐ 下腿

脚 jiǎo 足

脚背 jiǎobèi 足背

脚趾 jiǎozhǐ 足指

指甲 zhǐjia 爪

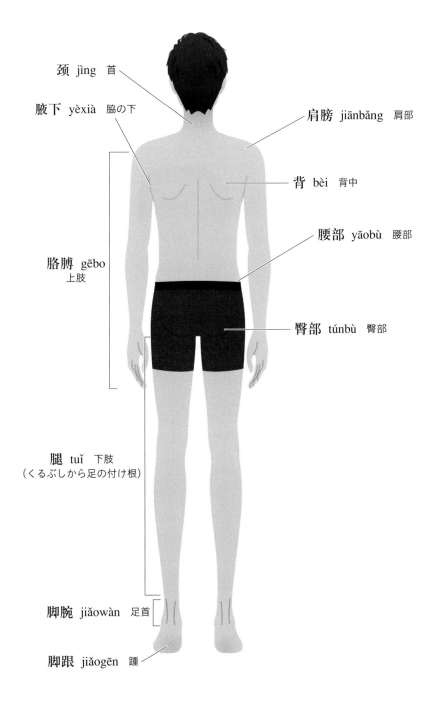

颈 jìng 首

腋下 yèxià 脇の下

肩膀 jiānbǎng 肩部

背 bèi 背中

腰部 yāobù 腰部

胳膊 gēbo
上肢

臀部 túnbù 臀部

腿 tuǐ 下肢
（くるぶしから足の付け根）

脚腕 jiǎowàn 足首

脚跟 jiǎogēn 踵

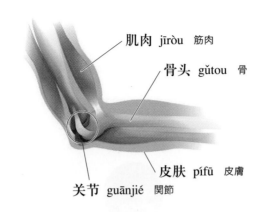

肌肉 jīròu　筋肉

骨头 gǔtou　骨

皮肤 pífū　皮膚

关节 guānjié　関節

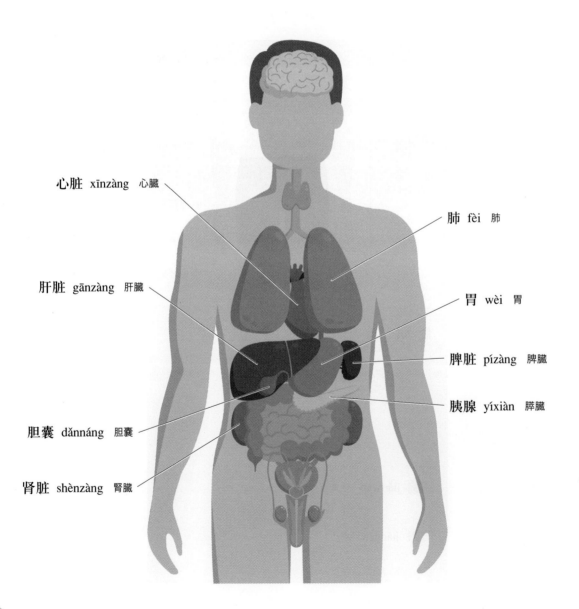

心脏 xīnzàng　心臟

肝脏 gānzàng　肝臟

胆囊 dǎnnáng　胆囊

肾脏 shènzàng　腎臟

肺 fèi　肺

胃 wèi　胃

脾脏 pízàng　脾臟

胰腺 yíxiàn　膵臟

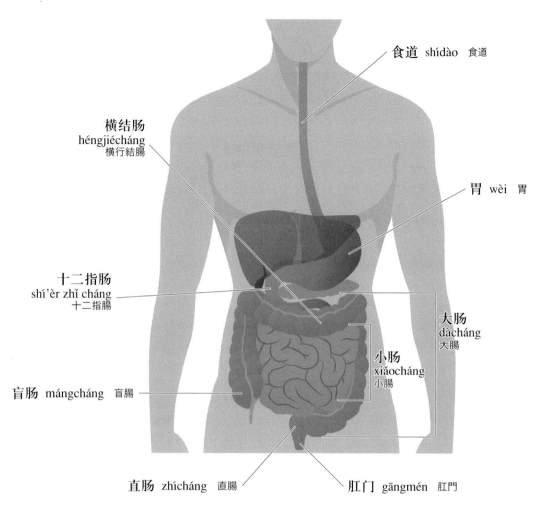

食道　shídào　食道

横结肠
héngjiécháng
横行結腸

胃　wèi　胃

十二指肠
shí'èr zhǐ cháng
十二指腸

大肠
dàcháng
大腸

小肠
xiǎocháng
小腸

盲肠　mángcháng　盲腸

直肠　zhícháng　直腸

肛门　gāngmén　肛門

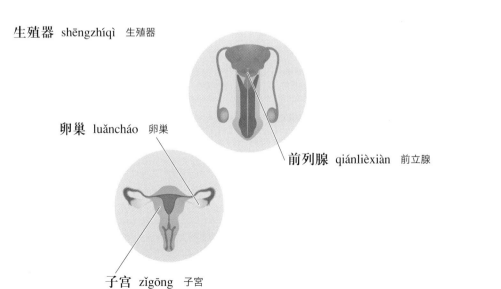

生殖器　shēngzhíqì　生殖器

卵巢　luǎncháo　卵巢

前列腺　qiánlièxiàn　前立腺

子宫　zǐgōng　子宮

〈中国語版医療関係書類〉

1. 診療申込書

中文 ／ 中国語

患者氏名 ：
患者 ID ：

就诊申请表

姓名		性别	□男　　□女
出生年月日	年　　月　　日	年龄	周岁

住址或在日本的逗留地址

邮编

本国的住址(仅限短期逗留者)

家庭电话		手机号码	
国籍		是否需要翻译	□需要　□不需要
母语		职业	
除母语外会说的语言		因宗教原因需要特别照顾的事项	

紧急联络方式			
姓名		与患者的关系	
住址			
家庭电话		手机号码	

●请告知您在日本的在留资格。

　□居住　□短期逗留（□商务　□旅游）□留学生　□其他（　　　　　　　　）

●请告知您为什么选择本院。

●您是初次来本院就诊吗?	□是　　□否
●您是否持有转诊单/介绍信?	□是　　□否
●您是否有预约?	□是　　□否

保险（医疗保险）种类

　□日本的保险　（□公营保险　　□个人商业保险）

　□海外的保险　（保险公司名称：　　　　　　　　　　　　　　）
　　　　※如有携带保险证或相关资料，请出示。

　□没有加入保险

希望就诊的科室。

□骨科　□精神心理科（心身科）　□耳鼻咽喉科　□皮肤科　□内科　□外科　□牙科　□眼科

□脑神经外科　□儿科　□妇产科　□呼吸科　□呼吸外科　□心血管科　□心血管外科　□消化科

□肾内科　□泌尿科　□神经内科

※关于患者的个人信息，我们会根据医院规定妥善管理。

診療申込書 ： 2014 年 3 月初版

2. 概算医疗费

医疗费预算

患者氏名：
患者 ID：

患者姓名：
诊断：
治疗：

医疗费的费用项目				
初诊费、复诊费 日元	住院费等 日元	DPC 日元	医学管理费等 日元	居家医疗 日元
检查费 日元	影像诊断 日元	用药费 日元	注射费 日元	康复训练 日元
精神专科治疗 日元	处置费 日元	手术费 日元	输血费 日元	麻醉费 日元
放射治疗 日元	病理诊断 日元	牙冠修复、缺损修复 日元	处方费 日元	营养伙食费 日元
资料费 日元	分娩费 日元	特别病房费 日元	保险外并用疗养费 日元	其他 日元
			合计	日元

医疗费的费用项目是基于医疗保险制度设定的。

医疗费预算仅仅是估算。因是根据患者的病情进行检查及治疗等，所以实际需要支付的费用可能与估算费用不同。另外，以下情况支付费用也会不同。敬请知悉。

· 持有日本医疗保险证的患者按照医疗保险制度计算费用。治疗后支付费用。
· 没有医疗保险证的患者自己承担全部治疗费。治疗后支付治疗费。然后进行结算。
· 事先签订治疗合同书的患者，请在就诊前支付协议的治疗费。

3. 内科問診票

中文 / 中国語

患者氏名：
患者ID ：

内科 问诊表/内科　問診票

请在符合的项目上打勾。/ あてはまるものにチェックしてください。

患者姓名/ 患者氏名		日期/ 日付	年　　月　　日 / 年　　/ 月　　/ 日
出生日期/ 生年月日	年/ 年　　月/ 月　　日/ 日	性别/ 性別	□男/ 男　　□女/ 女
身高•体重/ 身長・体重	厘米/ cm　　公斤/ kg	年龄/ 年齢	周岁/ 歳
语言/ 言語		国籍/ 国籍	

生活状况/ 生活状況

- □有需要护理的家属/ 介護しなければならない家族がいる
- □有幼儿/ 幼い子どもがいる
- □老年人家庭/ 高齢者世帯
- □独居/ 独居
- □单亲母亲家庭/ 母子家庭
- □其他/ その他（　　　　　　　　）

职业/ 職業

- □全职/ 常勤雇用
- □小时工/ パートタイム
- □个体工商户/ 自営業
- □退休/ 退職
- □无业/ 無職

请问有什么症状？/ どのような症状ですか？

- □头痛/ 頭が痛い
- □头晕/ めまい
- □口干/ 口が渇く
- □喉咙痛/ のどが痛い
- □咳嗽/ せき
- □心悸/ 動悸
- □胸痛/ 胸が痛い
- □胸闷/ 胸が苦しい
- □胃痛/ 胃が痛い
- □恶心/ 吐き気
- □呕吐/ 嘔吐
- □气喘/ 息切れ
- □腹泻/ 下痢
- □腹胀/ おなかが張る
- □腹痛/ おなかが痛い
- □便血/ 血便
- □发烧/ 熱がある
- □皮疹/ 発しん
- □高血压/ 高血圧
- □失眠/ 眠れない
- □乏力/ だるい
- □容易疲倦/ 疲れやすい
- □体重下降/ 体重が減っている
- □没有食欲/ 食欲がない
- □震颤/发抖/ 身体がふるえる （　□不由自主/ 勝手に動く　　□冷感/ 寒い）
- □全身浮肿/ 全身にむくみがある
- □身体某些部位浮肿/ 体の一部にむくみがある
- □肿胀/ 腫れがある
- □麻痹/ しびれ
- □其他/ その他（　　　　　　　　）

发病时间/ それはいつからですか？

从　　年/年　　月/月　　日/日 开始/ ごろから

现在有正在治疗的疾病吗？/ 現在治療している病気はありますか？

- □有/ はい（病名/ 病名：＿＿＿＿＿＿＿＿＿＿＿＿＿＿＿＿＿＿＿）
- □无/ いいえ

有没有因为药物或食品过敏过？/ 薬や食べ物でアレルギーがでますか？

- □有/ はい →　　□药物/ 薬　　□食物/ 食べ物　　□其他/ その他（　　　　　　）
- □无/ いいえ

现在有正在服用的药物吗？/ 現在飲んでいる薬はありますか？

- □有/ はい →　　如有携带，请出示/ 持っていれば見せてください
- □无/ いいえ

*也请填写背面/ ※裏面もご記入ください。

1/ 2

内科　問診票 ： 2014 年3月初版

〈出典〉
https://www.mhlw.go.jp/stf/seisakunitsuite/bunya/0000056789.html
厚生労働省「外国人向け多言語説明資料」より

単語索引

chūzhěnfèi	初诊费	初診費	[17]
chuàn	～串	～房	[12補]
cì	次	～回、度（動作の数を数える）	[12]
cóng	从	～から（起点）	[11]
cúnqián	存钱	お金を貯める	[17補]

<table>
<tr><td colspan="4" align="center">D</td></tr>
<tr><td>dǎ</td><td>打</td><td>注射する、打つ</td><td>[15]</td></tr>
<tr><td>dǎ pēnti</td><td>打喷嚏</td><td>くしゃみをする</td><td>[11]</td></tr>
<tr><td>dǎzhēn</td><td>打针</td><td>注射する</td><td>[12]</td></tr>
<tr><td>dà</td><td>大</td><td>大きい</td><td>[9補]</td></tr>
<tr><td>dàcháng</td><td>大肠</td><td>大腸</td><td>付録</td></tr>
<tr><td>dàtuǐ</td><td>大腿</td><td>大腿</td><td>付録</td></tr>
<tr><td>dàifu</td><td>大夫</td><td>医師</td><td>[6]</td></tr>
<tr><td>dǎnnáng</td><td>胆囊</td><td>胆囊</td><td>付録</td></tr>
<tr><td>dào</td><td>到</td><td>着く、～まで</td><td>[17]</td></tr>
<tr><td>de</td><td>的</td><td>の</td><td>[7]</td></tr>
<tr><td>děi</td><td>得</td><td>～しなければならない、～する必要がある</td><td>[16]</td></tr>
<tr><td>děng yíxià</td><td>等一下</td><td>少し待つ</td><td>[9]</td></tr>
<tr><td>dìdi</td><td>弟弟</td><td>弟</td><td>[7補]</td></tr>
<tr><td>dìtiě zhàn</td><td>地铁站</td><td>地下鉄の駅</td><td>[8補]</td></tr>
<tr><td>diǎn</td><td>～点</td><td>～時</td><td>[13]</td></tr>
<tr><td>diànnǎo</td><td>电脑</td><td>パソコン</td><td>[12補]</td></tr>
<tr><td>diàntī</td><td>电梯</td><td>エレベーター</td><td>[8]</td></tr>
<tr><td>diànyǐngyuàn</td><td>电影院</td><td>映画館</td><td>[8補]</td></tr>
<tr><td>dìngqī</td><td>定期</td><td>定期的</td><td>[16]</td></tr>
<tr><td>dōngbian</td><td>东边</td><td>東側</td><td>[8]</td></tr>
<tr><td>dù</td><td>度</td><td>～度</td><td>[10]</td></tr>
<tr><td>dùqí</td><td>肚脐</td><td>臍</td><td>付録</td></tr>
<tr><td>duìbuqǐ</td><td>对不起</td><td>ごめんなさい</td><td>[5補]</td></tr>
<tr><td>duìmiàn</td><td>对面</td><td>向かい側</td><td>[8]</td></tr>
<tr><td>duō</td><td>多</td><td>多めに、大いに</td><td>[12]</td></tr>
<tr><td>duōdà</td><td>多大</td><td>年齢や大きさを尋ねる</td><td>[15]</td></tr>
<tr><td>duōshǎo</td><td>多少</td><td>いくつ</td><td>[12]</td></tr>
<tr><td>duōshao qián</td><td>多少钱</td><td>いくら</td><td>[17]</td></tr>
</table>

<table>
<tr><td colspan="4" align="center">E</td></tr>
<tr><td>étóu</td><td>额头</td><td>額</td><td>付録</td></tr>
<tr><td>ěxīn</td><td>恶心</td><td>吐き気がする</td><td>[11補]</td></tr>
<tr><td>è</td><td>饿</td><td>お腹が空く</td><td>[9補]</td></tr>
</table>

érkē	儿科	小児科	[16補]
ěrbíhóukē	耳鼻喉科	耳鼻咽喉科	[16補]
ěrduo	耳朵	耳	[9]
ěrmíng	耳鸣	耳鳴りがする	[11補]
èr	二	二	[10]
èrlóu	二楼	二階	[8]

<table>
<tr><td colspan="4" align="center">F</td></tr>
</table>

fā kùn	发困	眠くなる	[14]
fā má	发麻	しびれる	[11補]
fā lěng	发冷	寒気がする	[11]
fā shāo	发烧	熱が出る	[9]
fā yán	发炎	炎症を起こす	[11]
fàn	饭	ご飯	[10補]
fàn hòu	饭后	食後	[12]
fāngfǎ	方法	方法	[12補]
fàngshè zhěnliáo jìshī	放射诊疗技师	診療放射線技師	[6補]
fēicháng	非常	非常に	[16]
fèi	肺	肺	付録
fēn	～分	～分（人民元の単位）	[17]
fēnzhōng	～分钟	～分、～分間	[16]
fēngzhěn	风疹	風疹	[15補]
fúyòng	服用	服用する	[12]
fù	付	支払う	[17]
fùbù	腹部	腹部	付録
fùchá	复查	再検査	[16]
fùchǎnkē	妇产科	産婦人科	[16補]
fùkuǎn	付款	会計する、支払う	[17]
fùzhěn	复诊	再診	[7]

<table>
<tr><td colspan="4" align="center">G</td></tr>
</table>

gālífàn	咖喱饭	カレーライス	[10補]
gānzàng	肝脏	肝臓	付録
gǎnmào	感冒	風邪、風邪を引く	[12]
gǎnmào yào	感冒药	風邪薬	[12]
gǎnxiè	感谢	感謝する	[16]
gāngmén	肛门	肛門	付録
gēbo	胳膊	上肢	付録
gēge	哥哥	兄	[7補]
ge	～个	～個	[12]

gěi	给	～のために、～に与える	[12]
		(人に物を)与える、あげる	[17]
gōngjiāo chēzhàn	公交车站	バス停	[8補]
gǔtou	骨头	骨	付録
guàhàochù	挂号处	(病院の)受付	[7]
guānjié	关节	関節	付録
guānjié téng	关节疼	関節痛	[11補]
guì	贵	値段が高い	[9補]
guǒzhī	果汁	ジュース	[10補]
guo	过	経験したことを表す	[14]

		H	
hái	还	また、さらに	[11]
háishi	还是	それとも	[15]
háizi	孩子	こども	[15]
hǎo	好	よい、素敵だ	[9]
hǎochī	好吃	食べ物がおいしい	[9補]
hǎode	好的	いいですよ	[7]
hǎohē	好喝	飲み物がおいしい	[9補]
hào	号	～日(日付)	[13]
hē	喝	飲む	[10補][14]
hé	和	～と	[15]
hěn	很	とても	[9]
héngjiécháng	横结肠	横行結腸	付録
hóngchá	红茶	紅茶	[10補]
hòu	～后	(時間的に)～後	[14]
hòubian	后边	後ろ側	[8]
hū	呼	吐く	[11]
hū qì	呼气	息を吐く	[11]
hùshi	护士	看護師	[6]
huāqián	花钱	お金を使う	[17補]
huà'nóng	化脓	化膿する	[11補]
huànqián	换钱	両替	[17補]
huànzhě	患者	患者	[6]
huì	会	～のはずだ、～だろう	[14]
huìlǜ	汇率	為替レート	[17補]
huòbì	货币	通貨	[17補]

		J	
jīchǎng	机场	空港	[8補]

jīròu	肌肉	筋肉	付録
jízhěn	急诊	救急外来	[16補]
jǐ	几	いくつ(10以下の数字を尋ねる)	[12]
jǐsuǐ huīzhì yán	脊髓灰质炎	ポリオ	[15補]
jiǎgān	甲肝	A型肝炎	[15補]
jiānbǎng	肩膀	肩部	付録
jiǎncháfèi	检查费	検査料	[17]
jiǎndān	简单	簡単	[9補]
jiàn	～件	～枚(服や荷物、事柄類を数る)	[12補]
jiàngyā yào	降压药	降圧剤	[14補]
jiǎo	～角	～角(人民元の単位)	[17]
jiǎo	脚	足	付録
jiǎobèi	脚背	足背	付録
jiǎogēn	脚跟	踵	付録
jiǎowàn	脚腕	足首	付録
jiǎozhǐ	脚趾	足指	付録
jiào	叫	(名前かフルネームを)～という	[6]
jiēzhòng	接种	接種する	[15]
jiějie	姐姐	姉	[7補]
jīntiān	今天	今日	[10]
jìng	颈	首	付録
jiǔ	九	九	[10]
jiǔ	酒	お酒	[14]
jiù	就	早くも、すぐに	[16]
jiùzhěn kǎ	就诊卡	診察券	[7]
jùkuǎn	巨款	大金	[17補]

K

kāfēi	咖啡	コーヒー	[10補]
kǎjièmiáo	卡介苗	BCG	[15補]
kāi chē	开车	車を運転する	[14]
kāishǐ	开始	始まる、始める	[11]
kāi yào	开药	薬を処方する	[12]
kāngfù xùnliànshī	康复训练师	作業療法士	[6補]
kàng'ái yào	抗癌药	抗がん剤	[14補]
kàngshēngsù	抗生素	抗生剤	[14補]
késou	咳嗽	咳をする	[11]
kě'ài	可爱	かわいい	[9補]
kěyǐ	可以	～してよい、～できる	[13][14]
kè	刻	15分	[13]

kèrén	客人	お客さん	[12補]
kuài	～块	～元(人民元の単位)	[17]
kùn	困	眠い	[9補]

		L	
lā dùzi	拉肚子	下痢	[11]
lái	来	来る	[13]
lǎolao	姥姥	母方の祖母	[7補]
lǎoye	姥爷	母方の祖父	[7補]
le	了	～した	[10]
lèi	累	疲れる	[9補]
lǐbian	里边	中	[8]
Lǐ Huá	李 华	李　華(中国人のフルネーム)	[6]
lǐliáoshī	理疗师	理学療法士	[6補]
liǎn	脸	顔	付録
liáng	量	測る	[10]
liǎng	两	2つ	[12]
liàng	辆	～台(車、乗り物を数える)	[12補]
línchuáng yīxué jiǎnyàn jìshī	临床医学检验技师	臨床検査技師	[6補]
líng	零	ゼロ	[10]
língchén	凌晨	夜明け	[13補]
língqián	零钱	小銭	[17補]
liú bíti	流鼻涕	鼻水がでる	[11]
liúgǎn	流感	インフルエンザ	[15]
liúxíngxìng sāixiànyán	流行性腮腺炎	おたふく	[15補]
liù	六	六	[10]
luǎncháo	卵巢	卵巣	付録
lùchá	绿茶	緑茶	[10補]

		M	
māma	妈妈	母	[7補]
má	麻	しびれる	[9補]
mázhěn	麻疹	麻疹	[15補]
ma	吗	～か	[6]
mángcháng	盲肠	盲腸	付録
māo	猫	猫	[12補]
máo	～毛	～角(人民元の単位)	[17]
méi	没	～しなかった、していない	[10]
méi guānxi	没关系	大丈夫です	[5補]
méimao	眉毛	眉毛	付録

méi wèntí	没问题	問題ない	[13]
Měiyuán	美元	米ドル	[17補]
mèimei	妹妹	妹	[7補]
mǐfàn	米饭	ライス	[10補]
mìniàokē	泌尿科	泌尿器科	[16補]
miànbāo	面包	パン	[10補]
miàntiáo	面条	麺	[10補]
míngbai le	明白了	分かった	[12]

N

nǎ	哪	どれ	[7]
nǎ ge	哪个	どの	[7]
nǎlǐ	哪里	どこ	[7]
nǎr	哪儿	どこ	[7]
nà	那	それ／あれ	[7]
nà ge	那个	その／あの	[7]
nàlǐ	那里	そこ／あそこ	[7]
nàr	那儿	そこ／あそこ	[7]
nǎinai	奶奶	父方の祖母	[7補]
nán	难	難しい	[9補]
nánbian	南边	南側	[8]
nèikē	内科	内科	[8]
néng	能	～できる、～してよい	[14]
nǐ	你	あなた	[6]
nǐmen	你们	あなた達	[6]
nián	年	～年	[16]
niánjì	年纪	年齢	[15]
niǎo	鸟	鳥	[12補]
nín	您	あなた	[6]
nín guì xìng	您贵姓	お名前は(苗字を尋ねる)	[5補]
nínhǎo	您好	こんにちは	[6]
niú	牛	牛	[12補]
niúnǎi	牛奶	牛乳	[10補]

O

Ōuyuán	欧元	ユーロ	[17補]

P

pāi xīndiàntú	拍心电图	心電図を撮る	[16]
pángbiān	旁边	そば、隣	[8]

pífū	皮肤	皮膚	付録
pífūkē	皮肤科	皮膚科	[16補]
pízàng	脾脏	脾臓	付録
piányi	便宜	安い	[9補]
piàn	片	(平たく薄いものを数える)〜錠、枚	[12]
piàoliang	漂亮	きれいだ	[9補]
píng	〜瓶	〜瓶	[12補]
pòshāngfēng	破伤风	破傷風	[15補]
pútao	葡萄	葡萄	[12補]
pǔ'ěr chá	普洱茶	プーアル茶	[10補]

	Q		
qī	七	七	[10]
qījiān	期间	期間、間	[16]
qǐ chuáng	起床	起床	[15]
qiān	千	千	[17]
qiánbian	前边	前	[8]
qiánlièxiàn	前列腺	前立腺	付録
qiántiān	前天	おとといい	[11]
qīngchén	清晨	早朝	[13補]
qǐng	请	どうぞ〜して下さい	[7]
qǐng duō guānzhào	请多关照	どうぞ宜しく	[6]
qǐng wèn	请问	お尋ねしますが	[8]
qù sànbù	去散步	散歩に行く	[15]
qù yàofáng	去药房	薬局に行く	[13]

	R		
ránhòu	然后	その後、それから	[11]
Rénmínbì	人民币	人民元	[17補]
Rìběnrén	日本人	日本人	[6]
Rìyuán	日元	日本円、〜円	[17]
rǔfáng	乳房	乳房	付録

	S		
sān	三	三	[10]
sān zhōu	三周	三週間	[16]
sǎngzi	嗓子	のど	[9]
shāoxīn	烧心	胸焼けがする	[11補]
shàngbì	上臂	上腕	付録
shàngbian	上边	上側	[8]

shàngwǔ	上午	午前	[13]
shēngāo	身高	身長	[10]
shēnyè	深夜	深夜	[13補]
shénme shíhou	什么时候	いつ	[11]
shènzàng	肾脏	腎臓	付録
shēngyīn	声音	音、声	[11]
shēngzhíqì	生殖器	生殖器	付録
shí	十	十	[10]
shídào	食道	食道	付録
shí'èr zhǐ cháng	十二指肠	十二指腸	付録
shíhou	时候	とき	[14]
shíjiān	时间	時間	[13]
shíyù	食欲	食欲	[9]
shì	是	～である	[6]
shìde	是的	そうです	[6]
shìjué kāngfù xùnliànshī	视觉康复训练师	視能訓練士	[6補]
shìwùyuán	事务员	事務員	[7]
shōufèi chuāngkǒu	收费窗口	会計窓口	[17]
shōujù	收据	領収書	[17]
shǒu	手	手	付録
shǒuwàn	手腕	手首	付録
shǒuzhǐ	手指	手指	付録
shū	书	本	[12補]
shūfu	舒服	気分や体調がよい	[9]
shūyè	输液	点滴をする	[12]
shuā xìnyòngkǎ	刷信用卡	クレジットカードで支払う	[17]
shuǐdòu	水痘	水痘	[15補]
shuìjiào	睡觉	寝る	[15]
shuō	说	言う、話す	[11]
sì	四	四	[10]
suì	岁	～歳（年齢を数える）	[15]
suìshu	岁数	年齢	[15]

		T	
tā	他	彼	[6]
tā	她	彼女	[6]
tā	它	それ、あれ	[6]
tāmen	他们	彼ら	[6]
tāmen	她们	彼女たち	[6]
tāmen	它们	それら、あれら	[6]

単語索引

tái	～台	～台	[12補]
tài hǎo le	太好了	よかった	[16]
téng	疼	痛い	[9]
tǐwēn	体温	体温	[10]
tǐwēnjì	体温计	体温計	[10]
tǐzhòng	体重	体重	[10]
tiān	天	(日数を数える)～日	[12]
tiān máfan	添麻烦	面倒をかける、迷惑をかける	[16]
Tiánzhōng	田中	田中さん(日本人の名字)	[6]
tiánxiě	填写	記入する	[7]
tiáo	～条	～匹	[12補]
tiē gāoyào	贴膏药	湿布を貼る	[12]
tīng	听	聞く	[11]
tóu	头	頭	[9]
tóu	～头	～頭	[12補]
tóubù	头部	頭部	付録
tóufa	头发	髪の毛	付録
tóu yūn	头晕	めまいがする	[11]
tú yàogāo	涂药膏	塗り薬を塗る	[12]
tuǐ	腿	下肢	付録
tuìshāo yào	退烧药	解熱剤	[14]
túnbù	臀部	臀部	付録

		W	
wàibian	外边	外側	[8]
wàihuì	外汇	外国為替	[17補]
wàikē	外科	外科	[8]
wǎnfàn	晚饭	晩ご飯	[10補]
wǎnshang	晚上	夜	[13補]
wàn	万	万	[17]
wèi	胃	胃	付録
wèi	～位	～名(敬意を持ち人を数える)	[12補]
wèishēngjiān	卫生间	お手洗い	[8]
wèi téng	胃疼	胃痛	[11補]
wènzhěndān	问诊单	問診票	[7]
wǒ	我	私	[6]
wǒmen	我们	私たち	[6]
wūlóng chá	乌龙茶	烏龍茶	[10補]
wǔ	五	五	[10]
wǔfàn	午饭	昼ご飯	[10補]

単語索引

107

xiūxi	休息	休む、休憩	[12]
xuèyā	血压	血圧	[10]

		Y	
yá	牙	歯	[9]
yáchǐ	牙齿	歯	付録
yákē	牙科	歯科	[8]
yǎnkē	眼科	眼科	[8]
yǎnjing	眼睛	目	[9]
yǎnyàoshuǐ	眼药水	目薬	[14補]
yǎng	痒	かゆい	[9補]
yāobù	腰部	腰部	付録
yāoténg	腰疼	腰痛	[11補]
yào	药	薬	[12]
yào	要	～したい、～しなければならない	[12]
yàofèi	药费	薬代	[17]
yàojìshī	药剂师	薬剤師	[6補]
yéye	爷爷	父方の祖父	[7補]
yě	也	も	[8]
yèxià	腋下	脇の下	付録
yī	一	一	[10]
yīfu	衣服	服	[12補]
yīliáo jiùhùyuán	医疗救护员	救急救命士	[6補]
yīshēng	医生	医師	[6]
yīyuàn	医院	病院	[7]
yígòng	一共	全部で	[17]
yízàng	胰脏	膵臓	付録
yǐgān	乙肝	B型肝炎	[15補]
yǐjīng	已经	すでに	[16]
yǐ'nǎo	乙脑	日本脳炎	[15補]
yǐqián	以前	以前、過去	[14]
yǐshàng	以上	以上	[15]
yǐxià	以下	以下	[15]
yì	亿	億	[17]
yìmiáo	疫苗	ワクチン	[15]
yìzhí	一直	ずっと	[16]
yínháng	银行	銀行	[8補]
yìngbì	硬币	硬貨	[17補]
yóujú	邮局	郵便局	[8補]
yǒu	有	ある、いる、持っている	[7]

yǒudiǎnr	有点儿	少し、ちょっと	[9]
yòubian	右边	右側	[8]
yú	鱼	魚	[12補]
yǔyán tīngjué kāngfù xùnliànshī	语言听觉康复训练师	言語聴覚士	[6補]
yuán	～元	～元(人民元の単位)	[17]
yuè	～月	～月	[13]

<table>
<tr><td colspan="4" align="center">Z</td></tr>
</table>

zài	在	～にある、～にいる	[8]
zǎo fàn	早饭	朝ごはん	[10]
zǎorì kāngfù	早日康复	はやく回復する	[16]
zǎoshang	早上	朝	[13補]
zǎoshanghǎo	早上好	おはようございます	[7]
zěnmeyàng	怎么样	どうですか	[9]
zhāng	张	開く、開ける	[11]
zhàngdān	账单	請求書	[17]
zhǎo	找	(釣銭を)出す	[17]
zhè	这	これ	[7]
zhè ge	这个	この	[7]
zhèlǐ	这里	ここ	[7]
zhěnfèi	诊费	診察料	[17]
zhī	～只	～匹、～羽	[12補]
zhícháng	直肠	直腸	付録
zhǐbì	纸币	紙幣	[17補]
zhǐjia	指甲	爪	付録
zhǐké yào	止咳药	鎮咳剤	[14補]
zhǐtòng yào	止痛药	鎮痛剤	[14補]
zhǐtù yào	止吐药	吐き気止め薬	[14補]
zhǐxuè yào	止血药	止血剤	[14補]
Zhōngguórén	中国人	中国人	[6]
zhōngwǔ	中午	昼	[13補]
zhǒng	种	(種類を数える)～種類	[14]
zhōu'èr	周二	火曜日	[13]
zhōu liù	周六	土曜日	[13]
zhōu rì	周日	日曜日	[13]
zhōu sān	周三	水曜日	[13]
zhōu sì	周四	木曜日	[13]
zhōu wǔ	周五	金曜日	[13]
zhōu yī	周一	月曜日	[13]
zhù	祝	祈る、願う	[16]

zhùchǎnshì	助产士	助産師	[6補]
zhùyuàn	住院	入院する	[14]
zhuànqián	赚钱	お金を稼ぐ	[17補]
zǐgōng	子宫	子宮	付録
zuǐ	嘴	口	[9]
zuǐchún	嘴唇	唇	付録
zuǒbian	左边	左側	[8]
zuò	坐	座る	[10]
zuò B chāo	做B超	超音波検査をする	[16]
zuò nèishìjìng jiǎnchá	做内视镜检查	内視鏡検査をする	[16]
zuò shǒushù	做手术	手術する	[14]
zuò xiōngbù tòushì	做胸部透视	胸部レントゲンを撮る	[16]

著者 ※五十音順

王　宇南　　西南学院大学（言語教育センター）

王　美蘭　　福岡国際医療福祉大学

表紙・本文デザイン　大下賢一郎
表紙・本文イラスト　Pata（SUGAR）

メディカル初級実践中国語

| 検印省略 | © 2020 年 1 月 31 日　第 1 版　発行 |

著　者　　　　　　　　　　　　王　宇南
　　　　　　　　　　　　　　　王　美蘭

発行者　　　　　　　　　　　　原　雅　久
発行所　　　　　　　　株式会社　朝　日　出　版　社
　　　　　　〒 101-0065　東京都千代田区西神田 3-3-5
　　　　　　　　　電話(03)3239-0271・72(直通)
　　　　　　　　振替口座　東京　00140-2-46008
　　　　　　　　　　　　　　　倉敷印刷
　　　　　　　　http://www.asahipress.com